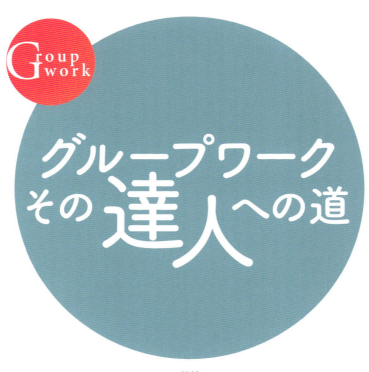

グループワーク
その達人への道

執筆
三浦 真琴
関西大学教育推進部　教授・教育社会学

執筆協力
水方 智子
松下看護専門学校　副学校長

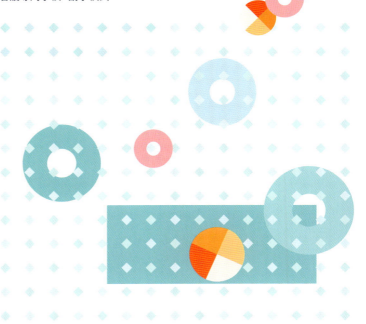

医学書院

グループワーク　その達人への道

発　行　2018 年 8 月 15 日　第 1 版第 1 刷©

著　者　三浦真琴

発行者　株式会社　医学書院

　　　　代表取締役　金原　俊

　　　　〒113-8719　東京都文京区本郷 1-28-23

　　　　電話　03-3817-5600(社内案内)

印刷・製本　三報社印刷

本書の複製権・翻訳権・上映権・譲渡権・貸与権・公衆送信権(送信可能化権を含む)は株式会社医学書院が保有します.

ISBN978-4-260-03626-9

本書を無断で複製する行為(複写,スキャン,デジタルデータ化など)は,「私的使用のための複製」など著作権法上の限られた例外を除き禁じられています.大学,病院,診療所,企業などにおいて,業務上使用する目的(診療,研究活動を含む)で上記の行為を行うことは,その使用範囲が内部的であっても,私的使用には該当せず,違法です.また私的使用に該当する場合であっても,代行業者等の第三者に依頼して上記の行為を行うことは違法となります.

JCOPY　〈出版者著作権管理機構　委託出版物〉

本書の無断複製は著作権法上での例外を除き禁じられています.複製される場合は,そのつど事前に,出版者著作権管理機構(電話 03-3513-6969,FAX 03-3513-6979,info@jcopy.or.jp)の許諾を得てください.

―おりをしり，時にしたがうて，格をこへ，物にかゝハラずして，
物の心をえてふるまふ，是まことの達人なりと云
わらんべ草－二[1)]

はじめに

初心者を大歓迎します

　本書は，授業にグループワークを導入したいけれども，どのようにデザインをしたらよいのかがよくわからずになかなか歩みだせない人，授業にグループワークを導入してみたものの，計画していたような展開ができず，また効果があるのかどうかも不明で困惑している人，あるいはもっと学生がいきいきと活動するようなグループワークはできないものかと模索している人，そのような人たちを主な読者として想定しています。すでにグループワークの経験が十分にあり，よりいっそうの高みをめざす人だけを想定しているのではない，ということです。「達人への道」との冠をつけてはいますが，それは初心者を門前払いするということではありません。

　グループワークについては，本文のなかで，順次，可能な限り丁寧に話を展開していきますので，ここでは「達人」について筆者が考えていることを申し述べておきたいと思います。初めてグループワークを授業に採り入れようと考えている人をも熱烈大歓迎していることが少しでも伝わればと願ってのことです。

達人になるための時間について

　そもそも達人とはどのような人であるのか，いくつかの辞書・辞典から語義をひろってみましょう。大辞林には「豊富な経験と長年の鍛錬により，その道の真髄を体得した人」とあります。経験を蓄積するためのまとまった時間と，その経験を身体化・言語化するための深い省察が必要だと思わせる表現です。「真髄」を獲得するに至る道のりの遥かなること，平らかならざること，さらに，その道を前へ歩んでいくために，一意専心，一行三昧，一念通天，面壁九年，とにもかくにも修業が必須であるという厳しさが伝わってくるようです。大辞泉には「技芸・学問の奥義に達している人。深く物事の道理に通じた人」とありますが，こちらも常人が近寄りがたい境地に到達した完成者という印象を抱かせる説明になっています。「真髄」や「奥義」とは，容易に人に伝えることのできない（あるいは安易に伝えることを許されない），奥深く最も重要な事柄という意味ですから，長きに亘る修業の末にそれを携えることが認められた者は，なるほど「達人」と呼ぶにふさわしいに違いありません。常人の与り知らぬ域に到達し，奥義秘伝を掌中に収め，いついかなる時にも動じることなく，見事に目的を達成する練達の者，それが達人だとしたら，あたかも雲上人のごとく，なんと遠い存在なのでしょう。

　ところで，マルコム・グラッドウェル（Malcolm Gladwell）によると，世界レベルの技術に達する（その道のプロとして必要な技量を身につける）にはどんな分野でも 1 万時間の練習が必要なのだそうです[2)]。日曜日を除いて毎日 3 時間の練習をすると 10 年かかる計算になります。先に掲げた「面壁九年」とは，壁に面して悟りを開くまで座禅を続けるのなら 9 年の歳月を

III

要するということですが，来る日も来る日も 3 時間の座禅を続けると 9 年間でその積算が 1 万時間になりますから，故事に照らし合わせてもあてはまる法則なのかもしれません。とはいえ 9 年，10 年はあまりに長すぎます。では，一日あたりの練習量を増やしてみるとどうなるでしょうか。日曜日を除いて毎日 5 時間のレッスンを続けるとすると 6 年半弱，平均的就業時間（8 時間）を年中無休の修業に費やせば 3 年と 5 か月の時間を要することになります。しかし，グループワークをつつがなく運営するにいたるまでに 3 年半足らずの歳月をかけることは，困難というよりは不可能でしょう。なにより現実的ではありませんし，それが理にかなっているとも思えません。では，達人の域に達するまでに要する時間の問題にどのように対処すればよいのでしょうか。

　心強いことに，この有名な「1 万時間の法則」に真っ向から異を唱えている人がいます。その人ジョシュ・カウフマン（Josh Kaufman）によれば，「たいていのことは 20 時間で習得できる」のだそうです[3]。もっとも，それはプロとして独立できるレベルの技量を修得するためのものではなく，その技の楽しさを知るための時間と考えたほうがよさそうです。それは，たとえばプロのギタリストのような演奏はできないけれども，周囲の人とギターの演奏を十分に楽しむことができるようになる，ということです。本書では，まず教師の皆様にグループワークの楽しさを知ってもらいたいと願っています。その楽しさを知ることこそを達人への道の大切な一歩として位置づけているので，先に引用した「達人」の語義から，時として苦痛を伴う「長年の鍛錬」をまずは外そうと思います。

達人が習得する奥義について

　「時間」に続いて「奥義」についても考えておきましょう。この言葉からは，全容が見えにくく，そこにたどり着くのはもちろんのこと，言語化することさえ難しいものであるとの印象を抱かれると思います。しかし，実際はそうではないのです。武術や芸術の世界では師匠が弟子に奥義のすべてを書伝として授けますが，それはつまり技能・技芸の一切が言語化されているということです。この免許皆伝に示されるのは，言語化が可能で明示的な「型」ですから，これを形式知と呼んでも差し支えないでしょう。

　奥義とは型であり，形式知である，このように定義してしまうと，奥深さが雲散霧消してしまうように感じるかもしれませんが，型を学んだ後に，その型に縛られることなく独自の型を創り出していくところにこそ，奥深さがあるのだと思います。それはまさに「型破り」ということなのですが，型を破るとは，伝えられた型（形式知）をもとに実践を積み重ねては新しい型（実践知・暗黙知）を独自に創発していくということです。これはまさに，それぞれの経験から実践知を獲得しながら成長していく看護者の姿に重なります。つまり，奥義とは形式知の到達点であるとともに，新たな暗黙知の出発点でもある，ということになります。奥義とは，型の完成，完成型を意味するものではない，本書ではそのように考えることにします。そもそも，奥義として伝えられる形式知も先人たちの経験から得られた暗黙知をもとにして構築されたものであることを忘れてはなりません。このように，形式知と暗黙知は相互変換できるものであり[4]，伝えられた形式知に暗黙知を加えていくことで，その人独自の奥義（truth）が編み出される，ひとまずそのようにとらえておきましょう。

あらためて達人とは何者なのか

　さて，難所と思われる時間と奥義の問題をクリアしました。ここで再び達人について書き

留めておこうと思いますが，少し趣を変えてみることにします。

　本書がめざす「達人」には，どのような英語が該当するのかを考えてみます。和英辞典によると，達人に相当する英語として，adept, artist, consummator, dab, demon, expert, fiend, master, maven, mavin, paragon, proficient, whiz, wiz などがあげられています。それぞれ文脈に応じて使い分けられるのですが，残念なことに，このなかには本書がめざす「達人」の姿にしっくりとあてはまるものがありません。ここで講談社の日本語大辞典の登場です。この辞典では日本語の語義に対応する英単語が存在する場合にはそれが示されます。第一義の「学問・技芸に通じた人」に該当する英単語としては使用頻度の高い expert が掲げられているのですが，第二義の「人生を達観した人。さとりをひらいた人」には philosopher の語が当てられています。これは和英辞典の類には登場しない言葉です。Philosopher の原義は lover of wisdom です。知を愛する者とは，すなわち，自らの知的好奇心に忠実となり，頭と心を存分に働かせて，新たに知を創出していく人のことだと筆者は考えています。その知とは形式的な知識ではなく，実践に耐えうる知恵のことです。知識は経験を伴わなくても獲得できますが，知恵を得るためには経験が必要です。実践と思考をともに重ねながら，自分にとっての真実(truth)を探求していく，それが達人の姿なのだと思います。

　ところで，真実を探求する途次に，積み重ねられた経験や想いを省察するために，あるいはそれを人に伝えるために，経験や想いを明示的な形式知へと変更する必要の生じることがあります。暗黙知を育むとともに，それを形式知へと変換することができるのは知を愛でる心あってのことなのです。繰り返しますが，本書では達人をこのように知を愛し，その知のために思考と実践を継続する存在としてとらえたいと思います。

　本書が考える「グループワークの達人」とは，上手にグループワークを展開するための思索を重ね，然るべき知識とスキルを獲得して，それを実践に機械的に反映する人のことではありません。学生を生涯にわたってアクティブに学ぶ人間(lifelong active learner)，個人の責任において継続学習のできる自立した職業人に育てるために，何をすべきで，何をすべきではないのか，それを丁寧に考えながら実践の可能性を探究していく人のことです。もちろんそこにはグループワークに関するノウハウに先立って，philosophy がなくてはなりません。

　以上を簡単にまとめておきましょう。グループワークの達人になるために，長い時間も難解な知識やスキルも必要ありません。出発は明示的な言葉で記された形式知です。ここにご自身の経験や想いを加味しながら思考と実践を積み重ねて自分なりのphilosophyをかたちづくり，個性的なグループワークの姿・かたちを創っていけばよいのです。

本書がお伝えすること

　本書では，筆者がこれまで学生に学びを楽しんでもらうために培ってきた想い，感覚，思考のフレーム，もののとらえ方や，グループワークの体験を通じて学んだことなどの暗黙知を，可能な限り言語化して読者の皆様にお伝えします。

　暗黙知には，「外からの観察が可能で，記述が容易なもの」「見ることは困難だが，言語化できるもの」「当事者は自覚していないが，第三者が聞き出して言語化できるもの」「当事者が無意識に行い，言語化が不可能なもの」の四層があり，それぞれに解明するための手段があるとされています[5]。そこには単純ではない手続きが必要とされるものもありますが，幸いなことに，筆者は授業において学生スタッフ（ラーニング・アシスタント：LA）を活用しているため，グループワークの実践記録は豊富にありますし，筆者が無意識に発した言葉やとっ

V

た行動の本意を彼ら彼女たちに尋ねられることで自身の実践を省察する機会も作ってもらっています。そのおかげで暗黙知を形式知に変換するためのヒントや情報には事欠きません。四層に及ぶ暗黙知であっても，そのほとんどを形式知に変換してお届けできると思います。

　とはいえ，お伝えするものが形式知だからといって，これをマニュアルとしてとらえないようにしてほしいと願います。グループワークの進歩や学生の成長を願うのであるならば，マニュアルは功を奏さないと心得ておかなければなりません。マニュアルがあると一定の安心感は得られるかもしれませんが，その安心感は実は何の役にも立ちません。マニュアルがあるというだけで，学生，教師の別を問わず依存心が生まれ，そこに書かれていることにしか注意を払わなくなってしまいがちです。同様に，マニュアルにないことにはまったく目を向けなくなってしまいます。マニュアルに依存するとは，すなわち形式知のレベルに留まり，新たに暗黙知を創出することに思いを馳せなくなるということなのです。その結果，グループワークの可能性が著しく狭められ，多くの場合，グループワークはかなり窮屈なものとしてとらえられてしまうのです。

　先ほど申し上げたように，本書では奥義を型の完成や完成型を意味するものとしてはとらえませんが，同様にグループワークにも到達すべき完成型があるとは考えていません。グループワークに到達すべき完成型があることを前提にすると，予定調和ばかりが重視され，完成型との距離や差異ばかりに目が向いてしまいます。大切なのは，その時その場で学生が何を感じ，何を考え，何を学んだのかであって，授業の指導案や授業計画通りにグループワークを展開することではないのです。グループワークについて，bestのかたち，たどりつくべき姿，マニュアルといったものを優先するような正解主義から，まずは自由になることが肝要なのです。達人への道の入口はそこにあると考えてみてください。

　お伝えすることはすべて，読者のみなさまが独自に暗黙知を創っていくためのヒントです。これを文字で伝えなければならないもどかしさはありますが，今日から始まるみなさまの実践のお役に立つことを願っています。

―実験室に入る時は「学説」という上着を脱がねばならぬ。
クロード・ベルナール[6]

註

1) 狂言方の作法・稽古・演技・演出の心得から能楽一般の故実までを著した伝書。引用は二十六段より。大野虎明［著］，笹野堅［校訂］(2013)『わらんべ草(第4刷)』，145，岩波文庫
2) マルコム・グラッドウェル［著］，勝間和代［訳］(2009)『天才！成功する人々の法則』，講談社（原題は"OUTLIERS：The Story of Success"）
3) ジョシュ・カウフマン［著］，土方奈美［訳］(2014)『たいていのことは20時間で習得できる』，日経BP社（原題は"THE FIRST 20 HOURS：How to Learn Anything…Fast"）
4) 野中郁次郎，竹内弘高［著］(1996)『知識創造企業』，東洋経済新報社
5) 森和夫(2013)「暗黙知の継承をどう進めるか」『特技懇誌』268：43-49
　http://www.tokugikon.jp/gikonshi/268/268tokusyu2-4.pdf(2018年3月28日閲覧)
6) フランスの医師，生理学者。パスツールとともに低温殺菌法の実験を行ったことで名を知られています。

グループワーク その達人への道 もくじ

第1章　学習パラダイムにおける教師のスタンス

1. アンケートの結果を本書の指針にする —————————— 1
2. なぜグループワークなのか —————————————————— 2
3. 学生の過去・現在・未来を大切にする ————————— 5
4. アクティブ・ラーニングを正しくとらえる ——————— 6
5. パラダイムシフトの意味を丁寧に考える ——————— 8
6. グループワークの導入を検討する前に ———————— 11

第2章　学生の「学び」を実現するために

1. 学生の知識獲得のスタイルについて考える ————— 15
2. 熱意は必ずしも奏功しない・過ぎたる親切は善とは限らない —— 18
3. グループワークで協調性を育む ——————————————— 23

第3章　グループワークの準備は入念に

1. スケジュールを立てる ——————————————————————— 27
2. グルーピングの準備をする ————————————————— 29
3. 学生が自主的に決めるグルーピング —————————— 41
4. グラフィック・ファシリテーションを導入する準備 —— 44

第4章　グループワーク初日の楽しさを演出する

1. グルーピングを工夫する－「後楽体験」のすすめ —— 48
2. グループの体温を上げる－自己紹介でアイスブレイク —— 50
3. グループワークで留意すべきことを体験する ——— 53
4. グループワークの難しさと楽しさを予感する ——— 57

第5章　グループワークの序盤で心がけること

1. 相手の立場になって考えることの大切さを体験する —— 61
2. 唯一無二の正解，最適解に拘泥しない姿勢を学ぶ —— 63
3. 意思伝達の難しさを体験する・情報の可視化の必要性を実感する —— 64
4. 情報の可視化の方法は一つとは限らないことを知る —— 66
5. 情報の要不要の判断に留意する ——————————————— 69

VII

6. 判断するための選択肢の数を増やす		71
7. 多数決に頼らない合意形成		73

第6章 スモールワークで大切なことを再確認する

1. 相手の立場になって考えることの大切さを再確認する		78
2. 多面的に物事をとらえることの大切さを再確認する		79
3. 目の前にない情報の存在に気づくことの大切さを確認する		80
4. 水平思考が大切であることを確認する		81

第7章 グループワークにアクセントを

1. 他のグループの動向を知る		93
2. 自分たちのグループワークの現在地と目的地を把握する		97
3. 「自分史」を描く		104

第8章 コミュニケーションのチャンネルを増やそう

1. 学生と教師の意思疎通のチャンネルを創る		112
2. 卒業生が参加する機会を設ける		121
3. 学生の提案を授業運営・授業内容に反映させる		124
4. 学生にロールモデルを演じてもらう		125

索引		129

COLUMN		
［ここで一息］グループワークで学生も教員も笑顔になる		4
［ティータイム］教えない勇気		10
［おやつの時間］転ばぬ杖は必要？		22
［ちょっとより道］学生を信じて一任する		43
［コーヒーブレイク］グループワークの目的と目標（インパクトシート）		98
［デザートはいかが？］卒業生が参加する授業		123
［ひとやすみ］学生が創る授業		124

本書内 web マークのあるツールは下記 URL からダウンロードできます。

URL　http://www.igaku-shoin.co.jp/prd/03626　　ID　groupwork　PW　tatsujin

本書と併せてご活用ください。本 Web 付録の利用ライセンスは，本書 1 冊につき 1 つ，個人所有者 1 名に対して与えられるものです。第三者への ID とパスワードの提供・開示は固く禁じます。また図書館・図書施設など複数人の利用を前提とする場合には，本 Web 付録を利用することはできません。本 Web 付録の著作権は医学書院にあります。他の出版物への転載など，本 Web 付録そのものの二次利用については，別途書面にて許諾申請してください。ファイルは予告なしに変更・修正したり，また配信を停止する場合もございます。ご了承ください。

装丁・デザイン　土屋みづほ

第 1 章

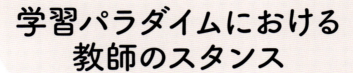

学習パラダイムにおける教師のスタンス

1 | アンケートの結果を本書の指針にする

　2017年に筆者は看護教員と接するさまざまな機会を利用して，アンケート調査に協力をしていただきました[1]。ご協力いただいた190名のうち，162名（85.3％）の教師が授業でグループワークをしたことがあると回答してくださいました。「グループワークの効果」について「とてもよい」と「どちらかというとよい」とする教師は全体の70.4％で，「効果がなかった」（「どちらかというと低い」と「全く感じられない」）の3.1％を大きく上回っています（表1-1）。

　グループワークにそれなりの効果があったと感じている教師を対象に，それぞれ「学生にとってよかったこと」と「教師にとってよかったこと」を尋ねた結果を，表1-2および表1-3に示しました。この結果を見る限り，グループワークは学生にとっても，教師にとっても望ましい成果を生み出していると考えられますが，この設問への回答者の8割強の教師が「どちらかというとよい」という選択肢を選んでいることを見落としてはならないと思います。つまり，グループワークを実施した教師のほとんどが確信をもって「よかった」とは答えられていないということなのです。言い換えるならば，「それなりによかった」「それなりの成果があったように感じられる」ということになるでしょう。本書がグループワークの達人をめざすものであるからには，この「それなり」を「確信をもって」に変えていきたいと思います。また，グループワークを授業に採り入れていない理由のなかで最も多かった「やり方がわからない」（表1-4）という教師のためにも，ヒントやアイデアをわかりやすく伝えていきたいと思います。

　グループワークを授業に採り入れている教師の方々はさまざまな工夫を心がけていますが（表1-5），その工夫がさらに奏功するように，どのような点に留意すればよいのか，あるいはさらなる創意工夫の可能性があるのか，そのことについても筆者自身の経験をもとに考えていきたいと思います。本書につづるのは，幾度かの失敗を経て気づいたことです。その意味では，背景に筆者の失敗体験があるとお考えください。とはいえ，自分の失敗にはなかなか気づかないものです。筆者は幸いにして複数の学生から改善の必要を指摘されたり，刺激的な提案をもらったりしました。学生の声に真摯に耳を傾けると必ずや新しい地平が見えてくると思います。

表1-1　グループワークの効果

効果	N	%
とてもよい	19	11.7
どちらかというとよい	93	57.4
どちらともいえない	41	25.3
どちらかというと低い	4	2.5
全く感じられない	1	0.6
わからない	1	0.6
無回答	3	1.9
計	162	100.0

表1-2　学生にとってよかったこと（複数回答）

学生にとってよかったこと	N	%
学生が活発になった	69	61.6
学生間の交流が促された	78	69.6
学生の視野が広がった	79	70.5
学生のコミュニケーション能力が高まった	34	30.4
学生の授業への関心が高まった	68	60.7
その他	2	1.8

表1-3　教師にとってよかったこと（複数回答）

教師にとってよかったこと	N	%
クラス全体の雰囲気が明るくなった	38	33.9
授業準備が楽しくなった	32	28.6
授業に対する考え方が変わった	39	34.8
学生の様子を個々に把握できるようになった	56	50.0
学生の自主性を重んずることができるようになった	65	58.0
その他	9	8.0

表1-4　授業にグループワークを採り入れない理由（複数回答）

理由	N	%
グループワークの効果がわからない	3	10.7
グループワークのやり方がわからない	8	28.6
グループワークの準備が大変	1	3.6
担当している科目には必要がない	4	14.3
他の科目でグループワークを体験すればよい	0	0.0
その他	7	25.0

表1-5　グループワークで心がけていること（複数回答）

グルーピングについて	N	%
グループサイズを優先する	94	58.0
グループ数を優先する	36	22.2
時間短縮のためにグループ編成を学生に伝える	40	24.7
あらかじめグループ別に構成メンバーを決めておく	57	35.2
学生がグループメンバーを見つけるようにする	14	8.6
その他	5	3.1

テーマについて	N	%
教科書の特定の単元から選ぶ	91	56.2
教科書の複数の単元にまたがるものを選ぶ	28	17.3
独自に作成する	52	32.1
学生に決めさせ，クラス全体で共有する	17	10.5
グループごとに学生に決めさせる	16	9.9
その他	7	4.3

2 | なぜグループワークなのか

　授業にグループワークを導入する前に，ぜひとも考えておいてほしいことがあります。それは，なぜグループワークに強い関心が寄せられているのか，授業にグループワークを採り入れると，どのような効果があるのか，あるいはさらなる効果の可能性があるのかという問いに対して，答えを複層的に用意しておくことです。

　あらためて看護師あるいは看護者の倫理綱領などをもち出すまでもないことですが，看護する立場にある者には，看護の対象となる人々との間に信頼関係を築くこと，看護のみならず他の医療分野に従事する者との間に協力的で相互を尊重する関係を維持することが求められていますから，コミュニケーション能力の涵養はもとより重視されているはずです。一般的に予期的社会化の段階において

は，他の学生の意見を聞いたり，自身の意見を述べたりする機会が豊かに用意されるディスカッションやディベートなどのグループワークによって，このコミュニケーション能力が育まれると考えられていますし，そのような実践報告もいくつかなされています。

　ところで，学生たちを小人数の集団に分け，それぞれに個別の，あるいはすべての集団に共通の課題を教師が提示し，学生たちがその解決に向けて協力しながら答えを探求することをグループワークであるととらえている人がいるようですが，このように限定的なとらえ方をすると，教師が用意した「正解」にたどり着くことがグループワークの目標とされてしまいます。その目標のもとでは，学生たちは自ら課題探求に勤しむよりも，より早く正解を得ることに重きを置くようになり，初期の段階で課題解決のための選択肢の数を減らすなど，一見，効率的だと思われる（けれども，実りの少ない）方法ばかりを選ぶようになりがちです。教科書などを中心に知を転移する講義形式の授業を，学生たちが提示された問題を共同作業によって解く形式の授業に転換したとしても，正解に到達すること，到達した正解を知識として記憶することばかりが求められるとしたら，グループワークの魅力や価値が失われてしまいます。そうなってしまうと，探求の過程で知識が構築されていくことを実感したり，意見や情報の交換や共有を楽しんだりする機会はなくなり，学生の顔から笑みが消えてしまいます（➡コラム「ここで一息」，p4）。つまり，グループワークを展開するときにも正解主義から自由になる必要があるということを忘れてはならないのです。

　ICN看護師の倫理綱領では，看護師および看護学生が実施すべき事項の一つとして「グループワークを通じて倫理的意思決定とは何かを明確にし，倫理的行動の基準に関して合意を図る」ことがあげられています。必ずしも唯一無二の最適解があるとは限らない問題について，グループメンバーとディスカッションを重ね，そのうえで合意を形成することを経験すると，視野が広げられるとともに，コミュニケーションの力が豊かに育まれますし，何より正解主義から解放されたグループワークが展開されるはずです。倫理綱領に示された視点は，その意味において正しいと言えるでしょう。

　先に医療にかかわる多種の職業人が協調することの必要性について述べましたが，それは医療法が施行されたとき（1948年）にすでに提唱されていることです。その後，世界保健医療専門職同盟（WHPA）が「よりよい健康のためのチーム力の向上」を掲げたことなどを受け，看護職と他の医療従事者とが協働する必要があらためて確認され，チーム医療についての検討も重ねられてきました。チーム医療の成否を握る鍵は関係各者が職種を超えて役割を分担し，相互に連携することにありますが，看護師にはこのような医療スタッフ間の連携や補完を推進する役割が期待されています[2]。チーム医療のキーパーソンとして期待される役割を遂行するためには，これまでに比して，さらに豊かで確かなコミュニケーション能力を育む必要があります。より具体的には，「クライアント（患者）や組織（医療チーム）の問題を解決するための援助的・建設的なコミュニケーション」，すなわちクリティカル・コミュニケーション[3]をつつがなく展開する能力と表現してよいでしょう。

　さらにまた，多職種の医療従事者が協働する場面においては，従来の垂直型のリーダーシップとは異なるタイプのリーダーシップが必要になってきます。それは共有型リーダーシップ（shared leadership）[4]，あるいはサーバントリーダーシップ（servant leadership）[5]と呼ばれるものです。前者は複数（場合によってはすべて）のメンバーがリーダーシップ機能を共有し，メンバー間の相互作用を経たうえで集団のとるべき行動の方向付けがなされるものです。後者は，メンバーに奉仕の精神をもって接しながら信頼関係を構築し，互恵的な関係のもとでコーチングやメンタリングなどを展開していくものです。いずれも，従来の上意下達的なコミュニケーションとは異なったかたちで意思疎通を図るものなので，このことについて学生が学ぶ際には，文字や言葉による概念の説明を受けるに留まることなく，体験を通じて学習する必要があります。

グループワークはディスカッションなどを通してコミュニケーション力を培ったり，合意形成を体験したりする機会となりますが，クリティカルシンキングの習慣や新しいリーダーシップを培うために必要な事柄を学ぶ契機も十分に備えています。次章以降で，そのデザインのアイデアやヒントを示していきますが，何より大切なのは，学生を生涯にわたってアクティブに学ぶ人間（lifelong active learner），個人の責任において継続学習のできる自立した職業人に育てるということを忘れないようにすることです。そのために教師が何に留意する必要があるのか，そのことを考えていきましょう。

ここで一息

グループワークで学生も教員も笑顔になる

看護専門学校の教員になって年数が浅かった頃，私は「授業のことばかり」が頭をよぎり，昼も夜も「授業にとりつかれる」混沌とした日々を過ごしていました。というのも，睡眠時間を削ってたくさんの資料を作成し，意気揚々と授業に臨んでも，学生たちからの手ごたえがなかったからです。「この授業をするのに，どれだけの準備をしてきたのか，わかっているのか！」と怒りたくなる気持ちをこらえ，なんとか授業をやり終え，ホッとしたのもつかの間，また，次の授業に向けての準備を始め……と，膨大な時間を資料作りに費やしていました。たくさんの資料を作って授業に臨み，学生たちの無表情を目のあたりにしていらだつ，ということを繰り返しているうちに，授業の準備が嫌になり，授業そのものも学生も嫌になっていきました。

学生たちの反応は素直です。教員が一方的に知識を与え学生に静謐な座学を求めているときや，教師主導型で学生の意見が受け入れられないとき，学生たちは無口で無表情になります。反対に，答えが一つではない問いについて仲間とともにあれこれ考えたり，自分のこれまでの経験が学びにつながったりしたとき，学生たちは積極的に発言をし，その表情はいきいきとしてきます。

看護が対象と看護師のかかわりのなかにあるように，教育も学生と教員のかかわりのなかにあります。このように「教育と看護は同じかたちをしている」ととらえると，目の前にいる学生の消極的な反応は，教員である自分が創り出しているのかもしれません。

そのことに気づいてから，私は膨大な資料を作って一方的に知識を与えることをやめ，学生の学ぶ力を信じてグループワークを採り入れることにしました。グループワークは，学生が「学びの当事者」になる喜びを得られるだけではなく，教員と一緒に授業を創る楽しさや，成長している実感を学生たちに与えてくれます。

（水方智子）

3 | 学生の過去・現在・未来を大切にする

● 目的地と通過点を取り違えない

　看護師を養成する複数の教育機関で都合20余年にわたって教壇に立ったことがあります。筆者の専門は教育社会学なので，社会学ならびに教育学を担当しました。いずれの教科でもアイデンティティをテーマとした授業回では必ず次の質問をしました。

「あなたは，将来，何になりたいですか」

　看護専門学校や看護学部の学生への質問としては，いかにも間の抜けた感じがするかもしれません。当の学生たちもいささか呆然とした面持ちで「看護師です」，まずはそのように答えます。この応答に対し，同じ質問を繰り返します。すると次は，質問の意図をとらえられず釈然としないという表情で，あるいは答えが聞こえなかったのかと案ずる顔つきで，再び同じ答えを口にします。すかさず「もう一度だけお尋ねします。あなたは，将来，何になりたいのですか」と問いかけます。看護師以外の答えなどありえようがないと思われても，同じ問いかけを三度も繰り返されると，それは教師の求めている答えではないと察して学生は困惑します。
　学生が看護師あるいは助産師もしくは保健師をめざして入学したことは十分承知しています。だから筆者が尋ねたのは，将来の職業名なのではありません。どのような看護師（あるいは助産師，保健師）になりたいと考えているのか，すなわち将来の職業人としての自らの姿をどのように思い描いているのかを問うたのです。
　学生の多くは，たとえば幼少の頃に接した看護師に感銘を受け，あるいは看護師として働く母親の姿に共感と畏敬の念を抱いて将来の道を選択しています。ならば，「幼少のときに出会った看護師さんが素的だったので，そのような看護師になりたいです」「母親の働く姿を見たり，仕事場での話を聴いたりするうちに，ぜひとも母親のような看護師になりたいと考えました」，このような返答があって然るべきです。それは学生の過去と現在と未来とを結ぶ，大切な紐帯となるものなのです。ところがそのような答えは返ってきません。将来の自己像を問われたときに修飾語を一切付さずに一般名詞一語で答えるのは，本来の目標がその職業に就くこと，もっと具体的に言えば国家試験に合格することとすり替わってしまっているからではないでしょうか。
　看護師になるためには国家試験に合格しなければなりません。しかし，それは目的地ではなく，通過点でしかないはずです。国家試験に合格することを目標にしてしまうと，合格通知を手にしたときに目標を失うことになります。自分のめざす看護師になるために，どのように職業的自我を構築していくのか，そのことを常に問い続け，省察する姿勢を予期的社会化の期間，すなわち学生時代に培っておく必要があります。それを守るのが教師の大切なミッションの一つなのです。

● 教科書をどのように活用するのか

　筆者はどの担当授業科目でも教科書を使いません。その理由を学生に問われたときには「あなたたちの過去と現在，未来を取り結ぶように作られたテキストがないから」と応じますが，本意は実はそこにはありません。教科書を用いると，教科書に書いてあることばかりを思考や記憶の対象としてしまい，教科書に載っていない事柄があるということに思いを馳せることができなくなってしまうから

です。専門科目の教科書に掲載されていることは，その科目の内容にかかわる学問知や実践知の一部でしかありませんが，それは将来の職業生活に必要な事柄として厳選されたものであるはずです。しかし実際には，教科書に掲載されていないケースに遭遇したり，教科書に書かれている知識だけでは対応が難しいモラルジレンマを経験したりすることもあります。そのような局面を乗り越えるためには，教科書以外からも知識や情報を広く集め，多角的・多面的なものの見方・考え方を心がけるようにしなければなりません。教科書を一つのきっかけとして，さらに探求していくという姿勢をわがものとすることができれば，「知」は教科書に限られるものではないと実感できるはずです。

　そのことを脇に置いて，国家試験に出るから教科書に書いてあることを覚えなさいというように学生に接したとしたら，はたして学生は能動的な学びを積み重ねていくことができるでしょうか。教科書に書かれたことを記憶しさえすれば国家試験の合格点に到達できるとしたら，教師は必要ないということになってしまいます。教師や教科書の存在そのものを否定することはできませんから，では教科書をどのように活用すればよいのか，そのことを建設的に考えることも教師にとって大切な使命の一つになると思います。

　たとえば10年あるいは20年前の教科書と現在の教科書を比較してみます。10年（あるいは20年）前には掲載されていたけれど，現在は教科書に載っていないことがある，反対に10年前には書かれていなかったけれど，今の教科書で取り上げられていることがある，それを示すと，「知」は進化しているということを学生が実感できます。そのうえで，これからの教科書は将来のあなたたちが現場で積み重ねた実践によって創られるのだと伝えてみましょう。医療現場に従事する自らの実践が「知」として後継者に伝えられていく——自分の現在が後輩の将来と結びつく——予感を覚えることができるはずです。

　今，ここにつづったことは，特別な技法など用いなくとも，学生を能動的な学習者（アクティブ・ラーナー）へと育てるための手立てや考え方が，身近なところに，きわめて平凡なかたちで存在しているということです。アクティブ・ラーニングに関する文献を紐解いたり，グループワークに必要なチップスのあれこれを手に入れたりしなくとも，学生を生涯にわたるアクティブ・ラーナーへと育てていくことはできる，ということなのです。このことを忘れないようにすれば，グループワークのなかで教科書をどのように位置づけるのか，あるいは教科書に登場する大切なポイントを学生がグループワークを通して学ぶためには，どのようなことに配慮すればよいのか，ということを丁寧に考えることができるはずです。

4 ｜ アクティブ・ラーニングを正しくとらえる

● アクティブ・ラーニングは手法ではない

　学生を継続学習のできる自立した職業人に育てるためには，予期的社会化の段階から能動的な学習の経験を積んでおくことが肝要です。そのことをめざすのがアクティブ・ラーニングなのですが，それは決して手法ではないのだということを確認しておく必要があります。あらためて言うまでもないことですが，アクティブ・ラーニングは決して特別な学習法などではなく，ましてや万能の教授法でもありません。2012年の中央教育審議会答申がアクティブ・ラーニングを教授・学習法の総称（すなわち方法・手法）として位置づけ，グループディスカッションなどを実施すればそれが実現されるかのような表現をしたために，グループワークの方法やツールにばかり目が向いてしまい，何のためにグループワークをするのか，どのようにグループワークを展開すれば学生の能動的な学習（アクティブ・

第 1 章 学習パラダイムにおける教師のスタンス

ラーニング）が促進されるのかということが，しばしばおざなりにされてしまっています。そのため，高等教育の現場には混乱と誤解，場合によっては諦観さえも蔓延し始めています。これ以上，混乱や誤解が生じないように，アクティブ・ラーニングを実現するために必要な考え方について，ここで確認しておきましょう。

まず，語義に忠実になって日本語に翻訳するならば，アクティブ・ラーニングとは能動的な学習・主体的な学びのことです。それは行為・動作，あるいは姿勢・態度を表現する言葉です。できることならそれを習慣にしてほしいとは，教師や親に共通する思いでしょう。学習当事者にとっても，それと気づいてはいないかもしれませんが，おそらくは根源的な願いであるはずです。このような思いや願いを掘り起こすことも私たち教師のミッションだと思います。

●「教え」から「学び」へのパラダイムシフト

さて，アクティブ・ラーニングをより効果的に実現するために，私たちはいくつかのことを確認しておく必要があります。それを簡単にみていきましょう。

「大学・短大・高等専門学校は教育を提供する機関である」，これが 20 世紀後半の高等教育界を象徴する考え方です。その背景には研究偏重主義への反省がありました。20 世紀の半ばを過ぎてから「研究から教育へ (from research to teaching)」をスローガンに，どうすればよい授業を実践できるか，すなわち "How to teach" が高等教育界の重要なテーマとされました。そこでは「（教師が）教える―（学生は）学ぶ」という関係が暗黙の前提とされていました。

ところが 80 年代に入ると，「教え (teaching)」ではなく，「学び (learning)」に目を向けるべきだという考え方が登場します。たとえば 1983 年の『危機に立つ国家』[6]では，「学習への関与 (Involvement in learning)」の肝要なることが強調されましたし，1987 年に示された『優れた授業実践のための 7 つの原則』[7]には高等教育機関の教師が学生のために留意せねばならないことが簡明に記されています。

「学ぶという営みをスポーツ観戦のようなものと同列にとらえてはならない。教室の椅子に座って教師の話に耳を傾け，授業内容を周到に網羅した自習課題への解答を脳裏にとめおきながら教師の質問に対してすぐさまそれを口にする，というような行為によって学生が身につけることなどほとんどないからである。学生は自分が学んでいることについて言葉で語ったり，文字を使って表現したりできなければならないし，それを過去の経験と関連づけ，現在の日々の生活に活用することができなければならない。すなわち学んでいることを自分の糧としなければならないのである。」

このような考え方のもと，7 つの原則の 3 番目に「能動的な学習の促進」が掲げられました。そして，この 8 年後にバー (Barr) とタッグ (Tagg) によって，あの有名なパラダイムシフトの到来が宣言されたのです[8]。そのポイントを簡単にまとめておきましょう。

従来の教育パラダイムでは，高等教育機関の使命は教育を提供することにあり，知識は学生がまだ獲得していないものなので，教師による伝達を俟たなければなりませんでした。ところが新しい学習パラダイムにおいては，高等教育機関の使命は学習を創出することにあり，知識は教師の独占物ではなく，学習者が自らの経験を基盤として発見・発掘し，さらに構造化しながら獲得していくものとされます。これに伴い，教師のミッションは「教える」ことから「学生が効果的な学習を体験できるように配慮すること」，あるいは「学生間のチームワークを構築すること」へとシフトすることになります。

このように「教えから学びへ (from teaching to learning)」という新たなスローガンのもと，学びの意

義が見直されました。「学びとは学習者が能動的に意味を探求する営みであり，経験によって得られた知識を構築する営みであり，将来の基盤となる知識を構築する営みである」。これが1998年に米国高等教育協会(American Association for Higher Education：AAHE)が発表した「学び(learning)」の再定義です[9)]。学習者の過去・現在・未来への眼差しが感じられる素的な定義だと思います。

さて，ここでアクティブ・ラーニングについて整理をしておきましょう。先に申し上げたことと，AAHEによる学びの再定義をつなぐと次のようになると考えてよいと思います。
1. 語義に倣えば，行為・動作，あるいは姿勢・態度を示すものである。
2. 学生にとって，過去・現在・未来をつなぐ知識を構築し，意味を探求する営みである。
3. 教師にとって，学生を上のような主体的な学習者に育てる営みである。

5 | パラダイムシフトの意味を丁寧に考える

● 教えられても学ぶとは限らない

では，学生を生涯にわたる主体的・能動的な学習者に育て，継続学習のできる自立した職業人になってもらうために，私たち教師は何をすればよいのでしょうか。今までの教え方を振り返り，改善すべき点を発見し，さらに充実したものへとブラッシュアップしていけばよいのでしょうか。それとも考え方を変える必要があるのでしょうか。Philosophyを自らのうちに刻みおくために，このことについてじっくりと考えていきたいと思います。

ここでは，先ほど言及した「教育パラダイムから学習パラダイムへの転換(パラダイムシフト)」が大切なヒントになります。この「教えから学びへ(from teaching to learning)」というパラダイムシフトをどのように受け止めればよいのか，考えていきましょう。

今までは「教師が教えれば，学生は学ぶ」，つまり「教え：teaching」と「学び：learning」が両立することが暗黙の前提になっていました(図1-1)。

しかし，実際には教師が教えたとき，学生は必ずしも能動的に学ぶとは限らず，ほとんどの学生は受動的に「教えられている」に過ぎないのです。それは「教え」と「学び」が必ずしも両立するとは限らない，ということです(図1-2)。教師がどんなに懸命に教え方を工夫しても，学生が学ばなければ，その営為の意味は失われてしまいます。学生が学ぶために，教師が何をするべきなのか，あるいは何をしてはならないのか，そのことを真摯に考えなければならない，それが先に紹介したBarrとTaggの宣言の要諦なのです。

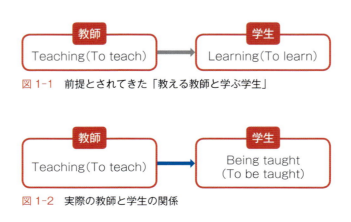

図1-1　前提とされてきた「教える教師と学ぶ学生」

図1-2　実際の教師と学生の関係

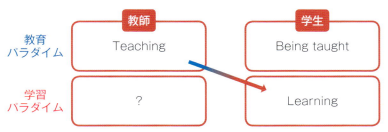

図 1-3　学生の学びを実現するために教師がなすべきことは何か

　図 1-3 に「教えから学びへ(from teaching to learning)」と移行するパラダイムシフトを右斜め下に向かう矢印で表しました。学生が「教えられる(Being taught)」受動者から「学ぶ(Learning)」主体者へとシフトするためには，教師の役割も「教えること(Teaching)」から他の役割に変わっていかなければなりません。その新しい役割とは一体何なのでしょうか。

　ここで，日本語の「教える」という言葉について考えてみましょう。多くの国語辞典で確認できることですが，代表的な語義は以下の 3 つに絞られます[10]。

　①行動や身の処し方などについて注意を与えて導く。いましめる。さとす。
　②知っていることを他の人に告げ知らせる。
　③知識，技芸などを身につけるようにさせる。

　上述のパラダイムシフトは，教師が「教える(Teaching, To teach)」ことから離れるということですから，この語義に該当することをしないようにする，あるいはそのことから一定の距離を置く，さらには，この語義に含まれないことをする，ということになります。

　日本語大辞典(講談社)では，それぞれの語義に対応する英単語として，admonish, show, teach が挙げられています。このことを別の視点からとらえると，日本語の「オシエル」の語義には "educate" の意味が含まれないということになります。英語の "education" に対応する日本語は「教育」なのに，「教える≠educate」とはどういうことなのでしょうか。このことは語源を探ってみると得心がいきます。

　日本語の「オシエル」の語源には諸説あるようですが，上記の日本語大辞典の第一義は「放っておけば水が低きに流れるように，人は悪しきに流れてしまうものなので，そうならないようにおさえる」ということですから，ここでは「オサエル」を語源としてとらえたいと思います。対して，"educate" の語源は「ヒキダス」ですから，両者が等号で結ばれないのは，言うなれば理の当然なのです。

　日本語の「オシエル」の原義である「オサエル」というスタンスを排し，そこに含まれていなかった「ヒキダス」を心がけるようにすること，どうやら「教えから学びへ(from teaching to learning)」を実現するためには，このスタンスが必要となるようです。

● これからはラーニングアシスタント

　先ほど「学生が効果的な学習を体験できるように配慮すること」，あるいは「学生間のチームワークを構築すること」が教師に求められる新しいミッションであるとつづりました。それはつまり，学生の知的好奇心や学習意欲を「ヒキダス」ために，教師がコーチやアシスタントのような立ち位置にいるということです。換言すると，教師は学生の learning を引き出すコーチであり，それを支援するアシスタント(learning assistant)であれかし，ということなのです[11]。

　このミッションにしたがうならば，私たち教師は今まで授業改善の背骨とされていた "How to teach" から解放されることになります。それは学生の学びを豊かにするために学生自身の気づきを促す "How to coach"，"How to assist" というスタンスを心がけるチャンスとなります。そればかりか

"How to teach"から解放された教師は，これに替わって"What to teach"，そしてこれよりもさらに重要な"What not to teach"を考える機会を得ることになります。学生が主体的に意味を探求する旅に歩みを進められるように，何を伝えて，何をあえて伝えないかという意図的な選択をするチャンスが私たちに訪れるということです。チャンスではありますが「あえて何かを伝えない」ために「教えない勇気」を携えなければならないということを忘れてはなりません（➡コラム「ティータイム」）。教えることを生業とする私たちには難しいことですが，学生に「転ばぬ先の杖」を渡さない努力や工夫をしてみましょう。このことは講義形式の授業においてはもちろんのこと，グループワークを中心とした授業において，よりいっそう当てはまることなのです。

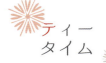

ティータイム

教えない勇気

　私の看護学校では，2012年から，「転ばぬ先の杖を与えすぎないようにしよう」「教えない勇気をもとう」と教員間で言い合いながら，教育改革を進めてきました。

　1年生の基礎看護学概論では，「ナイチンゲールプロジェクト」と呼ばれる，大切な人の健康を守る提案集をつくる授業をプロジェクト手法※を用いて実施しています。学生は自分の身近にいる，より健康になってほしい"大切な人"を選ぶところから始め，2週間以上かけてその方の日常生活を観察します。そのなかから健康上の課題を発見し，文献を調べたり現地で必要な情報を探したりしながら，その方の生活に一番合ったプランを提案します。

　4月から始まるこのプロジェクトは，事前に身につけたい力を定め，授業で学んだ知識や概念を活用し，クラスメイトや教員とディスカッションするなかで軌道修正しつつ，学生たち一人ひとりが主体的に計画を立てて進めていくものです。そのなかで学生たちは，対象者からの協力が得られなくなり困ったり，日常生活のデータは集めてみたけれど，どのように分析すればよいかわからず悩んだり，インターネットなどから得られる膨大な情報量に右往左往したり，健康課題が多すぎてどこから解決したらよいかわからなくなる……などと，少なからずうまくいかない事象に出会っていきます。辞めたい，投げ出してしまいたい状況をいくつも乗り越え，学生たちは看護師に必要な観察力や情報収集力，課題発見力などを獲得できたと実感しています。さらに，看護学生になりたての自分でも他者に役立つことができた喜びや，半年間一つのことをやり遂げた充実感は，学生の自己肯定感を育てています。

　臨地実習においても，教員のオリエンテーションを最小限にし，上級生や現場の看護師さんへのインタビューをする時間を設けています。実習に出る前に学生自身がどんな情報が必要かを考え，その情報を自らがインタビューすることで獲得していきます。また，「一番，最悪な事態は何だろう？」と考え，行動指針を立てることで，実習要綱に書かれている以上の

ことに注意を払うようになります。さらに，看護過程を中心とした学校指定の記録用紙も廃止し，大学ノートへと変更しました。これにより，既存の記録用紙では把握できなかった，学生の不安や悲しみ，喜びや感動などが手に取るようにわかるようになり，真摯に看護を学ぼうとしている学生の姿が目に飛び込んでくるようになりました。記録用紙に，記録内容を指示する「枠」を作ることは，学生の学びをその「枠」内に閉じ込めるだけではなく教員もその「枠」のなかでしか学生を理解できず，学生が「枠」の外で情動とともにいきいきと学んでいる姿を把握できなくなることもわかりました。

学生の成長を支援するには，信じて任せることが一番です。そのためには，うまくいかなかったことに対して学校や教員が責任を引き受けていく覚悟が必要です。学生が自分の足で自分の人生を切り開いていく姿に出会えることほど，教師冥利に尽きることはありません。

※鈴木敏恵(2016)『アクティブラーニングをこえた看護教育を実現する』，医学書院
(水方智子)

6 │ グループワークの導入を検討する前に

学生が能動的，主体的な学習を実践するために，教師があらかじめ考えておかなければならないことがあります。それを軽視するとグループワークを授業に導入しても功を奏しない場合があるからです。授業にグループワークを採り入れれば，それだけで能動的な学習が実現するわけではありません。グループワークを導入する前に，能動的・主体的な学習を可能にするためには何が必要なのかを考えておきましょう。

● 学生に体験させたいこと

学生が能動的に，主体的に学習できるように教師が配慮すべきことについては，ノールズ(Knowles, M. S.)が示した成人教育者の役割(機能)が参考になります[12]。

まず，学生が自分の学習ニーズを診断できるように支援する必要があります。そのニーズを満たし，学生の望む学びを創出できるように計画を立てることも重要です。その学びにふさわしい方法を選択し(あるいは学生がいくつかの方法から望むものを選定できるように選択肢を示し)，必要に応じて人的・物的資源を提供するなどして，学習の条件を整えることも肝要です。さらに学生が自らの学習成果を確認し，評価できるように支援するのも教師の役割です。これをふまえたうえで，「能動的な学習者(アクティブ・ラーナー)」の具体的な姿を描き，その達成のために教師が何をしなければならないのかを考え，その実現に向けたグループワークをデザインする必要があります。

先ほど述べたように，新しい学習パラダイムでは，学習者である学生は教師から知識を転移されるのではなく，自ら知識を構築していく存在となるのですが，この営みを通して，学生はたとえば「自己主導的な学習者」「メタ認知のできる学習者」「省察的な学習者」あるいは「協同的な学習者」へと

育っていきます[13]。

このうち自己主導的な学習とは，学習ニーズの診断・学習目標の設定・学習方法の選択・学習成果に関する評価のいずれをも教育者からの支援を得ながら学習者自身が自ら行うものです[14]。この学習プロセスを振り返り，自らの学習や思考を俯瞰することができれば，学習者は学び方や考え方を自らの思考の対象とし，これをさらに向上させられるようになります。これがメタ認知と呼ばれるものです[15]。このメタ認知に省察的な姿勢は不可欠ですが，それは単に結果だけを対象とするものではなく，現在進行中の事柄をも対象とすることが可能です。このように行動しながら，その現状をも省察する力を身につけるのが省察的な学習です[16]。

これらの学習で学生が培うものは，いずれも社会人基礎力に謳われているものと密接に結びつくものですから，ぜひ体験させてあげたいものです。また，このようにして学んだこと，考えたことを他の学生に提示し，共有する場があれば，学び方や考え方に多様性のあることを実感できます。そればかりか，そのような差異があるからこそ協力することに意味があり，自分にはない視点を補うことができると気づくようになります。学生は高等学校を卒業するまでは，知識の多寡を競い，自身の知識や考えならびに経験を他者と共有することのない競争的学習を経験してきましたが，社会人基礎力や学士力としてチームワークや協調性が求められていることに鑑みれば，協同的な学習を体験することには十分な意味と価値があると考えられます。

● グループを編成するだけではワークは始まらない

授業にグループワークを採り入れることを予定している人々に，ぜひとも考えてほしいことがあります。それはグループワークを採り入れずに展開してきた従来の授業と，グループワークを実施するこれからの授業との間に，どのような違いがあると想定しているのか，いかなる差異を意図的に計画しているのか，ということです。伝統的なインストラクション形式で伝えていた授業内容や与えていた課題に変更や工夫を加えることをしなければ，学生を複数の小グループに分けたところで真の意味のグループワークは始動しません。複数の人間が共通の課題に取り組んでいるのを目にすると，あたかもつつがなく協同作業が進んでいるように思い込んでしまいがちですが，それがグループワークとして機能しているかどうか，たとえば先に述べたように協調性を培う学習を可能にする条件が整っているか否かを慎重に，丁寧に見定めなければなりません。

学生の大半は高等学校を卒業するまでにグループワークをほとんど体験していません。小学校の段階では何度か体験したかもしれませんが，教育段階が上がるにつれて，そのような機会は少なくなっていく傾向にあります。そのような学生を対象にグループワークを導入し，展開していくためには，教師がグループワークの意義や可能性を知っておく必要があります。たとえば，グループのなかで複数の他者と協力しながら学ぶ協同的な環境と，個人で学び，その成果が比較される競争的な環境とでは，前者が後者に比して学習の効果，生産性が高いという研究成果[17,18]を知っていれば，これと同様の結果を自らのクラスで実現するためにどのような仕掛けや配慮が必要なのかを考えることができます。そればかりか知識獲得のスタイルにどのような違いがあるのか，さらに学習生産性を向上させるような新しいスタイルの可能性があるのかについて勘案するようになれば，さらなる創意工夫に向けて教師は否が応でも活動的になるはずです。教師自身がアクティブであると，それはやがて確実に学生に伝播し，反映されていくのです。

第1章 学習パラダイムにおける教師のスタンス

註

1) 筆者が2017年に講師を務めた看護教員を対象とする各種研修会で配付・回収したもの，ならびにメールあるいは郵送で教育機関あるいは個人に依頼したもので，配付数277件，回収率は68.6%でした。なお回答者の内訳は以下のとおりです。

【所属教育機関(190名)】高等学校：2名(1.1%)，大学：12名(6.3%)，専門学校〔2年制課程〕：29名(15.3%)，専門学校〔3年制課程〕：114名(60.0%)，専門学校〔4年制課程〕：1名(0.5%)，専門学校〔助産師養成〕：1名(0.5%)，専門学校〔保健師養成〕：1名(0.5%)，専門学校〔准看護師養成〕：19名(10.0%)，専門学校〔通信課程〕：11名(5.8%)

【教員歴(190名)】1～3年：57名(30.0%)，4～6年：27名(14.2%)，7～9年：24名(12.6%)，10～14年：26名(13.7%)，15～19年：2名(1.1%)，20年以上：29名(15.3%)，不明：25名(13.2%)

【年齢(190名)】20代：1名(0.5%)，30代：34名(17.9%)，40代：77名(40.5%)，50代：65名(34.2%)，60歳以上：13名(6.8%)

2) チーム医療については以下を参照。
・厚生労働省ホームページ：チーム医療の推進について（チーム医療の推進に関する検討会報告書），http://www.mhlw.go.jp/shingi/2010/03/dl/s0319-9a.pdf（2018年3月13日閲覧）
・荒木登茂子，他(2012)「医療現場におけるチーム医療」日本ヘルスコミュニケーション学会雑誌2(1)：38-43
チーム医療の進展に関連した看護師の新たな役割については以下を参照。
・八代利香(2014)「会長講演 チーム医療における看護の果たすべき役割と倫理」日本看護倫理学会誌6(1)：81-82
・野村陽子(2010)「チーム医療の推進と新たな看護師の役割について」第14回日本看護管理学会年次大会
・坂本すが(2017)「新たな医療の在り方を踏まえた看護師の役割と働き方」新たな医療の在り方を踏まえた医師・看護師等の働き方ビジョン検討会 資料1

上記の文献で指摘された看護師に求められる能力は中央教育審議会答申(2014年12月22日)に示された学力の三要素のうち，第三項目「主体性をもって多様な人々と協力して学ぶ態度」のまさに延長線上にあると考えられます。
・中央教育審議会「新しい時代にふさわしい高大接続の実現に向けた高等学校教育，大学教育，大学入学者選抜の一体的改革について―すべての若者が夢や目標を芽吹かせ，未来に花開かせるために」(答申)(中教審第177号)

3) 藤原慎也(2003)『クリティカル・コミュニケーション―問題解決を円滑に進めるコミュニケーションスキル』，同友館

4) Pearce C. L., et al (2003)：Shared Leadership：Reframing the Hows and Whys of Leadership, SAGE Publications などを参照。また，週刊医学界新聞 第3101号(2014年11月17日)には「shared leadership」の精神のもと，多職種協働で地域包括ケアを試行している英国のプライマリ・ケアについての記事が記載されています。

5) ロバート・K・グリーンリーフ［著］，金井壽宏［監訳］(2008)『サーバントリーダーシップ』，英治出版株式会社(原題は"SERVANT LEADERSHIP a journey into the nature of legitimate power and greatness")

6) American President Ronald Reagan's National Commission on Excellence in Education (1983)：A Nation at Risk：The Imperative for Educational Reform

7) Chickering A. W., et al (1987)：Seven Principles for Good Practice in Undergraduate Education. pp3-7, AAHE Bulletin
ちなみに，優れた授業実践を支える7つの原則とは，①学生と教師とのコンタクトを促す，②学生同士の協同作業の機会を増やす，③能動的な学習を促進する，④学生へのフィードバックは迅速に行う，⑤時間管理の重要性を強調する，⑥学生に大いなる期待を寄せていることを伝える，⑦学生がもっている才能の多様性を尊重し，それらを活かすためには学習方法も多様であることを認識する，です。

8) Barr R. B., et al (1995)：From Teaching to Learning：A New paradigm for Undergraduate Education. Change 27(6)：12-16

9) American Association for Higher Education, et al (1998)：A Shared Responsibility for Learning. A Joint Report.

10) ここであげた「日本国語大辞典」(小学館)には4番目の語義として「おだてたりして，悪い事をするようにしむける」が掲載されていますが，他の多くの国語辞典には載っていないものなので，ここでは割愛しました。

11) 筆者の職場では，学生の学びを支援する学生スタッフのことをラーニングアシスタント(LA)と呼んでいます。長らく教育パラダイムのもとで教鞭を執ってきた教師は「教えること(teaching)」から「学びを支援すること(assisting in teaching)」へ自らのミッションをシフトさせることは容易ではないと考え，まずはそのような支援をホスピタリティの高い学生に委ねようと考えました。LAとして活動する学生の様子を観ていると，LAとして職務を遂行すべき近未来の教師の姿を思料することができるようになります。なお，筆者の職場では，平成21年度 大学教育・学生支援推進事業【テーマA】として採択された下記の取り組みにおいて本格的にLAを発掘・育成するようになりました。
・『三者協働型アクティブ・ラーニングの展開―大学院生スタッフとともに進化する"How to Learn"への誘い』

（取組担当者：三浦真琴）

http://www.kansai-u.ac.jp/algp/index.html（2018 年 3 月 13 日閲覧）

12) Knowles M. S.（1980）：The Modern Practice of Adult Education：From Pedagogy to Andragogy. Cambridge, The Adult Education Company〔堀　薫夫，他［監訳］（2008）『成人教育の現代的実践　ペダゴジーからアンドラゴジーへ』，鳳書房〕

13) 西城卓也，他（2013）「医学教育における効果的な教授法と意味のある学習法①」医学教育 44（3）：133-141

14) Knowles M. S.（1975）：Self-directed learning：A guide for learners and teachers. New York：Association Press.　ならびに Candy P. C.（1991）：Self-Direction for Lifelong Learning：A Comprehensive Guide to Theory and Practice, Jossey-Bass

15) Metcalfe J., et al（1994）：Metacognition：Knowing about Knowing. MIT Press

16) Schön D. A.（1984）：The Reflective Practitioner：How Professionals Think in Action. Basic Books〔柳沢昌一，他［監訳］（2007）『省察的実践とは何か―プロフェッショナルの行為と思考』，鳳書房〕

17) Dillenbourg P（1999）：Collaborative Learning：Cognitive and Computational Approaches. Elsevier Science

18) Goodsell A. S., et al.（1992）：Collaborative Learning：A Sourcebook for Higher Education. National Center on Post-secondary Teaching, Learning, and Assessment, University Park

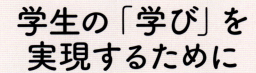
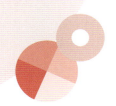

第 2 章 学生の「学び」を実現するために

1 | 学生の知識獲得のスタイルについて考える

　医療従事者に正確な知識とスキルが必須であることは言を俟ちませんが，看護師の場合，さらに豊かなホスピタリティが求められます。試験を終えた後でも消えることのない正確な知識とスキルを確かに身につけるためには，どのような知識獲得のスタイルが望ましいのでしょうか。また，ホスピタリティを豊かに育むためにはどのような体験が必要なのでしょうか。それはグループワークを通して得られるものなのでしょうか。本章ではそのことを考えてみたいと思います。

● 問いと答えがセットになった勉強モデル

　問いを想定して答えとなる知識を暗記するのが一般的な試験対策ですが，そのようにして得た知識は持続性に乏しく，試験が終わると記憶が薄れたり，消えたりするものです。また実際の職業生活で遭遇する問いは，そのように単純な姿では現れません。ことに対人場面では必ずしも最適解があるわけではありませんし，ある時ある場面における適正解が常にいかなる場面においても正しい答えとして通用するわけでもありません。加えて知識が時代とともに変化することも忘れてはなりません。つまり知識を不動のもの，絶対的真理としてとらえないように留意する必要があるということです。

　ほとんどの学生は高等教育機関に入学するまで，問いと答えを一組のセットとしたカードを集めるようにして知識を手に入れてきました。特に進学指導に熱心な教諭のなかには「このような問題が出たら，こういうふうに答えればよい」というように，問いと答えをパッケージ化したものを可能な限り数多く自分の持ち物にすることを求める人もいます。

　このようにして知識を獲得することが習いとなると，問いと答えの間に存在する時間や距離は無視されるようになります。問いが示されてから答えを出すまでの時間の短いこと，ならびに短時間での正答を可能にするカードの獲得枚数の多いことが，善であり，美であるとされてしまうのです。なぜ，このような問いを思いついたのか，問いを設定してから答えにたどりつくまでに，どのような試行錯誤があったのか，答えは不変なのか，それとも進化しているのか，といった知的経緯については不問に付されます。問いと答えの間に「何か」があると予感することさえ回り道や道草ととらえられ，非効率的なものとして回避されます。これは人間の知的好奇心に照らし合わせると，きわめて不自然なことなので，「勉めて強いる」ことをしなければ成立しない営みであるといってもよいでしょう。

問いと答えの間を往還することを認めず，両者をセットにして記憶するこのような知識獲得スタイルをここでは「勉強モデル」と呼ぶことにします。その特色は，体験や体感を脇に置いて概念的知識を記憶することにありますが，人より多くのカードを手に入れることをめざす競争的学習にもつながります。これは高等教育機関への入試対策としてお馴染みですが，長きに亘る職業生活で必要とされる知識は，これを構造的，体系的に獲得する必要と，さらには時宜に合わせて更新する必要があります。残念ながら勉強モデルはこの必要に耐えられるものではありません。とはいえ，たとえば生命の危機に関する事柄は体験することができないので，そのことに関する知識は文字通り問答不要のものとして記憶しなければならない場合があります。獲得すべき知識の特徴や性質に鑑みて勉強モデルを援用するのか否かを考えるようにしたいものです。

● 問いと答えの間を往還できる学習モデル

　勉強モデルが身体にしみ込んだのちに進学した高等教育機関では，学生は問いと答えの間に距離が保たれた問いに出会うようになります。高等教育機関には，教師が理解すべき概念などを説明した後に「問い」を提示し，学生がその「答え」を探す，というスタイルの授業があるからです。「問い」と「答え」の間に一定の距離が保たれているため，学生にはその間を移動する時間が許されます。この時間と距離のなかで，学生は示された問い（与えられた課題）について自ら調べたり，考えたりしながら「答え」を探していきます。勉強モデルでは体験できなかったことです。

　教師が示す問いの多くは，それまでに学んだことを活用して解くことができるものであり，活用して解くという経験によって知識が定着していくことをねらいとしています。このような知識獲得のスタイルを「学習モデル」と呼ぶことにします。「問い」に対する「答え」を自ら探るという営みだけに注目すれば学生はアクティブに学んでいるように見えますし，一見，効果的な学びをしているように感じられます。ところが，常に教師が問いを提示していると，学生は問いとは与えられるものであるというスキーマを知らず識らずのうちに身につけてしまい，ついには「問い」を与えられなければ動き出さなくなってしまう危険があるということを看過してはなりません。このスタイルに慣れ親しんでしまうと，将来，指示待ち族になってしまうかもしれないということを勘案して，「問い」の出し方に十分に注意を払う必要があります。

　また，既知のものに対する問いから始まる学びには最適解の存在が前提とされているため，学生は教師から転移された知識を忠実に再現すること，教師があらかじめ用意している到達すべき答え（正解）にたどり着くことを優先してしまうかもしれません。勉強モデルでは体験できない問いと答えの間を往還するチャンスが用意されているのですから，たとえば「答え」を探す前に「問い」の意味を深く考えたり，その「問い」がもっている広がり（他の問いとのつながり）にも目を向けたりするように示唆するなど，正解主義に陥らないように留意する必要があります。

● 自ら問いを発見・発掘・創出する学問モデル

　上記 2 つのモデルには，それぞれ利点がありますが，問いを発見したり，設定したりする経験を学生がもつことはできません。職業生活においては自ら問いを発見，設定しなければならないことが多々ありますから，予期的社会化の段階にそのような体験をしておく必要があります。自らが問いを設定し，その答えを探求していくという体験を通してこそ，学生は問いには構造があり，問いとして成立する理由があり，他の問いと有機的に結びつくということを知ります。すなわち問いに関するリテラシーが培われるのですが，それは「問いを学ぶ」ことにほかなりません。このような知識獲得のスタイルを「学問モデル」と呼ぶことにします。これは「勉強モデル」や「学習モデル」では体験す

第2章 学生の「学び」を実現するために

ることが難しい「問い」への思索を可能にする新しい知識獲得のモデルです。このモデルを提案するのは，初年次学生が高等教育機関での学びを始めるにあたって，できるだけ早い時期から「問い」について思索を重ねる経験を積み，その思索に大いなる意味と価値のあることを緩やかでもいいので知ってほしいと願うからです。

ここには教師が留意すべき点がいくつかあります。まず「学習モデル」のように教師が問いを提示したり，提供したりすることをやめるのです。すなわち「問い」を"what to teach"の対象から外し，"what not to teach"の対象とするということです。まさに「教えない勇気」の第一歩です(➡コラム「ティータイム」, p10)。

多くの学生が「問い」は教科書のなかにあり，その「問い」に対する正しい「答え」を探すのが優れた学び手であると思い込んでしまっています。そのような学生に対して，「問い」とは，すなわち「問うて学ぶ」ことは，教科書が出発点となるのではなく，身近な事物や現象に対する疑問や好奇心が出発点となっているということを伝えなければなりません。そのことを確認するために，歴史上の著名な発見などを引き合いに出してみてはいかがでしょうか。

たとえば，日常的にその光景に触れていた人々ではなく，たまたま横浜から新橋に向かう列車に乗った客の一人(実は動物学者)が窓から眺めた崖の中に貝殻の積み重なっているのを目撃し，あれは何かと「問い」を立て，調査や思索を重ねた結果，ついに貝塚を発見した。それは決して偶然の産物なのではなく，常日頃から好奇心をもって身の回りのものを見つめる習慣を大切に培ってきたからだというエピソードを紹介してみましょう。エドワード・モースが大森貝塚を発見したことについては中学校の教科書に掲載されていますから，この話は学生にとって縁遠いと感じるものではないはずです。モースはハーバード大学のローレンス科学校の出身なのですが，母校であるハーバード大学の自然史博物館には，大森貝塚の発見者である彼の功績が紹介されています。そこには，"Frequently a childhood fascination develops into a satisfying lifelong pursuit"と記されています。子どもの頃の好奇心を大切に温めていくことの大切さをこの一文は見事に表現しています[1]。あるいはまた，幼い頃から数学に興味をもち，「近代統計学の父」と呼ばれるアドルフ・ケトレーを厚く信奉し，家庭教師について数学や統計学を深く学んだおかげで，のちに多くの負傷者を救ったフロレンス・ナイチンゲールの話を引き合いに出すのもよいでしょう[2]。

学生にもそのような知的好奇心が自らに宿っていることに気づかせてあげましょう。何より，看護へのあこがれ，看護に対する好奇心の種子が，いつ自分の心のなかに蒔かれたのか，そのことを学生に思い起こさせてあげましょう。あるいはまた，看護への関心があるからこそ，そうではない人なら気づかないことに目や心を留めたという，教師自身の経験も学生に伝えてみましょう。

とはいえ，そのようなエピソードを思い出したり，新たに知ったりしたとしても，にわかに学生が「問い」を立てることができるようになるわけではありません。今までに「問い」を立てたことのない学生は，はじめのうちは何をどうすればよいのか見当もつかないので，教師が「問い」の立て方・探し方の指南をしてあげなければなりません。といっても，手取り足取り丁寧に教えるのではなく，「問い」の輪郭を浮き上がらせるように，いくつかの例を示しながら，学生に試行を促すようにするのです。

試行的に学生に「問い」探しをさせてみると，なかなか見つからないと困惑したり，短答式クイズのような問題を作ったりします。構造や成立基盤を有する「問い」はにわかに発見あるいは創出できるものではないので，この作業には失敗がつきものであることを忘れずに伝えなければなりません。つまり失敗をおそれて，リスクの少ない，ありきたりの「問題」を選定しないように配慮することも教師の留意すべき点なのです。他者との相互作用をベースにすえて，ローリスクで安易な課題設定を回

17

避するように，グループメンバー全員で「問い」を設定する体験をしてみるとよいと思います。

　学生たちは，やがて，丁寧に身の回りを眺めてみると「問い」の種子となりえるものが存在することに気づき，それとともに「問い」には構造があり，それが「問い」として成立する理由があり，さらなる「問い」がそこより生まれるということを，少しずつですが理解し始めるようになります。教師が「問い」を提示するのではなく，のちに答えを探す旅に出ることのできる「問い」を学生に発掘させ，あるいは創出させるように促すと，「問い」に関するリテラシーが自然に培われていくのです。

　ところで，ここに提案する「学問モデル」は，前二者のモデルを否定するものではありません。「問い」と「答え」の間を往還することよりも，即座に適切な判断をして所与の最適解を探し出すことや，正しい知識を豊富にもつことが優先的に求められる領域がありますから，それらの領域に属する科目のなかには，知識を獲得するために「勉強モデル」や「学習モデル」に依拠したほうが効果的であるものがあります。さはさりながら，ここで新しいモデルを提案するのは，初年次学生を対象としたいくつかの科目において「学問モデル」を体験し，そこで「問い」に関するリテラシーを身につけておけば，のちに「学習モデル」の授業科目を履修したとしても，教師から与えられた「問い」に構造と成立の根拠や他の「問い」との連関があることを読みとれるようになっているので，全くの受け身にはならないと考えられるからです。

　私たちは学生を主体的・能動的な学習者，優れた学び手に育てたいと願っています。今までは，すでに知られている「問い」に対して正しいとされる「答え」を示すことを学び手に求めてきたきらいがあります。しかし，誰もが比較的容易に知識にアクセスすることが可能となり，また知識の寿命サイクルがかなり短くなった現在，知識を蓄積することよりも，自ら知識を構築する体験をすること，あるいは新しい知識を創成することにこそ，高等教育機関における学びの価値があると考え始めている人たちがいます。そのことを踏まえ，今までとは違う「学び手」像を描いてみましょう。すでに知られている問題に新しい答えを出せる人は確かに優れた学び手でしょうが，これまで誰も「問い」として定立してこなかったことを新たに「問い」として立てることのできる人こそが，真に優れた学び手なのだと考えてみてはいかがでしょうか。職業生活に備えて学生時代に身につける知識が既成のものであったとしても，その知識を単に複写するのではなく，自ら問いを立て，それを仲間と共同して探求しながら知識を構築するという知的プロセスの体験を蓄積することは，学生を lifelong active learner に育てるためにとても大切なものだと思います。他者の多様な意見や考えに触れることのできるグループワークは，学生をそのような発見，経験へと導いてくれる可能性に満ちたものなのです。

2 | 熱意は必ずしも奏功しない・過ぎたる親切は善とは限らない

● 思考のフレームワークを授けましょう

　今から紹介するのはアメリカの大学で実際にあったお話です[3]。

　哲学の教授が大きな空のマヨネーズの瓶の中にゴルフボールを入れ始めました。やがて瓶はゴルフボールでいっぱいになり，それ以上は入らなくなります。その次は瓶に小石を入れます。小石が入らなくなったら，今度は砂を入れます。砂はゴルフボールや小石の隙間を埋めていきます。砂が入らなくなったら，最後にカップ2杯のコーヒーを入れます。最終的に瓶の中はさまざまなものでいっぱいになります。瓶の中に入れているものが，それ以上入らなくなるたびに教授は学生たちに「瓶はいっぱいですか」と尋ね，その都度，学生たちは「はい」と答えていましたが，学生は教授が何を伝えた

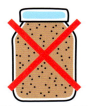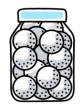

図2-1　学生に何を手渡すべきか

いのかわからず不安になります。そこで教授はおもむろに話し始めます。

「この瓶はとても大切な人生のかけがえのない時間なのです。ゴルフボールは，そのなかで最も大切なものを表しています。もし，はじめに瓶の中を砂で満たしてしまったら，大切なゴルフボールを入れるスペースがなくなってしまいます。優先順位を間違えると，人生は味気ないものになってしまうのです」

おおむねこのような内容の話をしたところ，学生の一人が「コーヒーにはどのような意味があるのでしょうか」と質問をします。教授は「どんなに忙しくて時間が足りないようにみえても，友人と一緒にコーヒーを楽しむ時間をもつことはできるということです」と答えます。

観念的な内容の話を目に見えるかたちで強烈に伝える授業のとても素的なシーンです。私たち教師にも，学生の将来のために伝えておきたいこと，教えておきたいことがたくさんありますが，この話と同じように，最初に「砂」を与えてしまってはいけないと思います（図2-1）。

教師は，自分の担当する授業科目に関する専門的知識を携えています。それは自らのなかで体系だった構造をもっており，知識相互の連関も知っています。しかし，授業でそれを一時にそのまま伝えることはかなわないので，やむなく知識を断片化して学生に授けようとします。それはまるごと一尾の魚ではなく，まるまる一頭の牛でもなく，たとえば鮭の切り身あるいはそぼろであり，牛肉の細切れあるいはミンチであったりします。それは，つまり「砂」のようなものなのです。教師が学生に「この砂を入れなさい」，あるいは「こちらの小石を入れておきなさい」と言ってそれを大量に学生に手渡したとしたら，学生の瓶は断片的な知識でいっぱいになるばかりです。大切なものを自分で探しあてるだけの力が育っていないので，それを瓶の中に入れることもできなくなってしまいます。

私たちは，砂（断片的な知識）を学生の瓶の中に入れる前に，もっと大切なもの（考え方のフレームワークのようなもの）をこそ学生の瓶の中に入れてあげなくてはなりません。その際，「砂」は少量でも構わないというスタンスが大切です。本当に大切なものが瓶の中に入っているのなら，自分が必要とする知識の何が足りていないかを知ることができるからです。必要なのに不足しているということがわかれば，自らそれを探しにいくはずです。教師は「自分にはここが足りない。それをもっと知りたい」と学生が思うような，知識や真理に対する飢えのようなものを彼ら彼女たちから引き出してあげられるとよいのではないでしょうか。

私たち教師は「教えること」が自らの使命であると思い込んでいます。だから「教えないこと」は職務怠慢であると，知らず識らずのうちに自制している側面があります。善意の教師ほど，教えるな

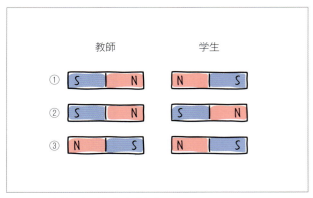

図 2-2　熱意は必ずしも奏功しない

ら熱心に教えるべきだ，そのように考えるでしょう．しかし，情熱をもって懇切丁寧に教えること―知識を授けること―が，学生にとってどのような意味をもつのかということを，一度，立ち止まって考えてみる必要があると思うのです．一所懸命に授業準備をして教壇に立ったけれども，学生の反応が今一つだった，そのような経験はないでしょうか．自分の気持ちばかりが先行して空回りをしているからに違いないのですが，なかには，それは学生に学習意欲がないからだと，責任転嫁をしてしまう教師もいるようです．しかし，そうではなく，情熱は必ずしも奏功しないということを私たち教師はわきまえておく必要があるのだと思います．どうしても，そのはやる気持ちを抑えられないときには，詩人 吉野弘のつづった詩のなかの「人を教える難しさに最も鈍い者が　人を教える情熱に取り憑かれるのではあるまいか」という一節を思い起こしてみましょう[4]．

よい授業とは

　図 2-2 に描いた磁石の N 極は真理への渇望を表しています．それは教師においては「よし，一所懸命に教えてやろう」というかたちの，学生においては「一所懸命に学ぼう」というかたちの気持ちとして発現します．上段の絵①は両者ともが「真理を教えたい・知りたい」という熱意をもって対峙する場面を表します．その直後，N 極同士が反発し，学生の真理を知りたいという知的好奇心の極は反転してしまいます．教師の熱意に背を向けてしまった学生の磁石は皮肉なことに教師の磁石に引き付けられていきます．これが受け身になって知識の転移に甘んじる学生の姿です（中段の絵②）．反対に，教師がはやる気持ちを抑えて，本当に大切なことだけを静かに伝え，後は学生の知的好奇心に任せよう，自分自身が真理を追究している背中を見せてみようというスタンスで学生の前に立つならば（下段の絵③），学生の知的好奇心の N 極は教師のほうを向き，そして引き付けられていきます．これはあくまでもたとえですが，筆者には思いあたる節がある話です．読者のみなさまはいかがでしょうか．

　今までに学生（ならびに大学院学生）を対象に「よい授業とは何か」ということを問うアンケートをとったことが何回かあります．その際に「わかる↔わからない」という軸と，「おもしろい↔つまらない」という軸，都合 2 本の軸で作られる 4 つの象限を自分がよいと思う順番に並べてみてくださいと尋ねます[5]．第 1 象限は「おもしろくて，わかる授業」，第 2 象限は「わからないけれど，おもしろい授業」，第 3 象限は「わからないし，つまらない授業」，第 4 象限は「つまらないけれど，わかる授業」を表します（図 2-3）．

　当初は第 1 象限を支持する学生が圧倒的に多く，第 4 象限がそれに続くと予想していました．とこ

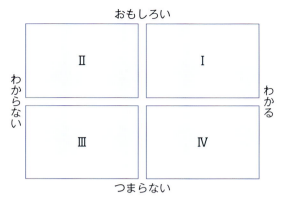

図 2-3　よい授業とは

ろが，かなりの数の学生が第 2 象限を支持したのです。その理由は「高等学校とは違う授業を期待して入学したのだから，知的刺激に満ちた授業のほうがよい」というものでした。多くの学生が「わからない」を「何もわからず，ちんぷんかんぷん」とはとらえておらず，「ここまではわかるけれど，その先がわからない。わからないけれど，おもしろいから知りたい」というコメントを寄せています。「ここまではわかっているけれど，ここからはわからない」とは，つまり自分には何がわからないかがわかっているということです。それをおもしろいと思えるからこそ，自分なりに調べてみよう，友達と話し合ってみよう，あるいは教師に質問しにいってみよう，というように，気持ちが前向きになったり，熱くなったりする，ということなのです。そのような授業こそを高等学校を卒業した後に受けたいと学生は望んでいるのでしょう。教師が情熱をもって，何もかも，一から十までの全部を教えるのではなく，大切なフレームワークについて伝えたのち，砂や小石は自分で探しにいくように，少し謎を残しておくほうが学生の知的好奇心をくすぐるのではないでしょうか。

　ある内容について意図的に教えないという選択は，長らくの教職経験を有する教師には考えがたく，難しいことかもしれませんが，何もかもを教えるという姿勢，態度から脱することが学生を能動的な学習者へと導く道を開くことになる，と発想してみましょう。

　教育は農業と同じである，どちらもそっと手を添え，じっと待つという姿勢が肝要だからだ，このようなことをとある大学の学長からうかがったことがあります[6]。病気を治すのは医者ではなく，患者自身の治癒力ですから，医療についても同じことが言えるでしょう。将来の医療従事者を育てるにあたって，予期的社会化の段階で「そっと手を添え，じっと待つ」というスタンスを学ぶことには，きっと大きな意味と価値があるのだと思います。

　学生が将来の自分にとって必要なことに興味があり，それを知りたいと願っているときに，そのことに関する知識（の断片集）を学生に転移するのではなく，そのこと自体を課題あるいはテーマ，problem として設定し，学生が互いに仲間と協力しながら，その探求をめざすグループワークを展開していけば，学生の知的好奇心は大いに刺激され，おのずと能動的な学習者としての姿勢が身についていくのです。

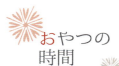

おやつの時間

転ばぬ杖は必要？

　看護教育は，対象の命を守るという仕事の性質上，「これだけは」わかっていないといけない，「これだけは」できていなければいけない，と習得しなければいけない知識や技術の最低ラインが数多く設けられているように感じます。加えて，国家試験に直結しているため，学生が楽しく「いきいきと学ぶ」ことよりも，合格するために「覚える」ことを優先する傾向にあるようにも思います。

　私自身も，学内での講義において，「教科書に書かれていることを学生たちにわかるように教えるのが教員の仕事」と思い，教科書の内容を隅々まで伝えたり，自分があれこれと調べて学習した内容をわかりやすく学生に伝えていたときがありました。また，臨地実習前のオリエンテーションでも，実習施設へ行く時の身だしなみ・持ち物から始まり，患者さん・利用者さんに対する倫理的配慮，看護学生としての態度，記録物の管理・提出方法，施設利用に関しての注意事項，事故発生時の対応など多岐にわたる項目を，「これだけ」はわかっておいてほしいと，90分以上かけて学生に説明していました。

　教員にとっては，実際の医療現場で学生が迷惑をかけないように，できるだけ多くの看護を学べるように，という親心なのですが，本当に「それだけ」知っていれば，学生は現場で的確に行動でき，豊かな学びができるのでしょうか？　そもそも学生は教員に何もかも言ってもらわないと，何も理解できない存在なのでしょうか？

　学生のなかには，中学や高校で，自治活動や体育祭・文化祭で自主的な活動をしてきた学生もいます。これまで友人と揉めたり，逆に間に入って揉めごとを解決したりしたこともあるでしょう。現在，バイトリーダーとして高校生をまとめ業務をこなしている学生や，バックパッカーのように海外旅行をして見聞を広めている学生もいます。もちろん，一人暮らしをし，金銭や物品の管理をしている学生もいます。そう考えると，まだまだ未熟なところもあるけれど，手取り足取り教えないと何もわからない存在ではないはずです。学生を，「多様なことができる能力をもっているが，看護においては初学者である人たち」ととらえると，看護の世界に誘うために学生たちをどのように支援すればいいのか，教員側の視点が変わっていきます。

　教員の仕事は，学生の先回りをし，転ばないように杖を与えることではなく，怪我をしない転び方や転んでからうまく起き上がる方法を，学生が自分で獲得できるように支援していくことです。確かに，「患者さんの命や尊厳を守るために最低限の杖は必要ではないか？」という懸念もあるでしょう。しかし，手渡す教員にとってはたった1本の杖ですが，渡される学生は何本もの杖を持たされることになります。

　また，常に杖を与え続けられると，学生は杖がないと歩けなくなったり，

杖とは与えられるものであると思い込んだりしてしまいます。よかれと思ってたくさんの杖を渡すことで，学生たちの思考や動きを不自由にさせてしまっているのではないでしょうか。

（水方智子）

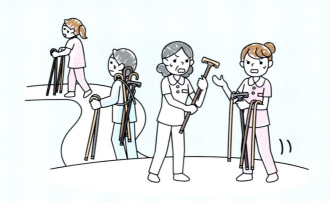

3 ｜ グループワークで協調性を育む

　身近なところに問題や事例の材をとり，具体的な問題解決に向けてグループワークを展開する学習として PBL（problem-based learning）が必ずといっていいほど例に挙げられます。社会人基礎力や学士力を育てるのに効果的な学習法として，その注目度は今後も高くなっていくと思われます[7]。その導入や展開にあたって成功した大学もあれば失敗した大学もあります。成功した大学では，ペアワークも広義のグループワークとして認め，あるいはパーソナルワークだけの授業回のあることもこれをグループワークのための準備として認め，必ずしも半期15回のすべてにおいてグループワークを実施しなければならないわけではないというように，科目の特性や教師の信条などによる差異，つまり多様性を容認した柔軟な対応がなされています。他方，失敗した大学のなかには，当該科目がどのような知識獲得のスタイルを身上としているのか，その実態と変化・進化の可能性を斟酌することなく，全学一律に基本的に一種類の定型的な実践方法のみを認めるかたちで PBL（型授業）の導入を図ろうとしたところもありました。

　これは PBL 型授業の導入に関する問題です。従来の講義形式が主流の授業を PBL 型へと移行するためには，教師が PBL についての知識やスキルを習得するための時間と，場合によっては経費も必要となります。また，講義形式の授業が多様であるように，PBL 型授業においてもバリエーションが認められなくてはなりません。成功と失敗の分かれ目となったのは，時間的猶予と多様性を許容する柔軟性の有無あるいはその程度の差と考えてよいでしょう。グループワークを展開するために PBL 型の授業の導入を考えている方々の参考になれかしと願います。

● あらためて PBL について考える

　ここで PBL の原点に立ち返ってみましょう。今をさかのぼること30余年になりますが，バロー

（Barrows）とタンブリン（Tamblyn）は PBL を次のように定義しました。

「（PBLとは）ある問題について理解したり，解決したりしようとする営みのなかで展開される学習のことである。まず問題が提起されるが，そのことによって問題解決に必要なスキルを獲得し，活用しようとする意欲が学生に喚起され，問題を読み解くことによって，解決策を見出すために必要な情報の収集が始まる」[8]。

つまり PBL とは問いに関するリテラシーを必要とするものであり，問いが学びを喚起するように環境を整備することを前提としたものなのです。より具体的には，学生が課題を解決するにあたって，新しい知識を習得する必要があることに気づけるように問いを提起するというのが，基本的なスタイルです。自明視されるような事柄ですが，実はここに注意すべき点があります。PBL は日本語では「問題に基づく学習」と訳されたり，「課題解決型学習」と表現されたりすることが多いようですが，その「問題」や「課題」がどのように学習者に提示されるのかということです。

学生が習得すべき知識に鑑みて，提示する問題や課題を教師があらかじめ考え，用意しておくというのがわが国で一般的な PBL のスタイルであるようです。この場合，"problem" を思案し，創出しているのは教師であり，学生は提起された問題・課題を調査したり，考察を重ねたりして，問題を解決し，課題を達成しようとします。つまり学生にとって学習は「問題・課題（problem）の発掘・発見」ではなく「提示された課題に関する調査・考察（inquiry）」をメインとしたものになります。学生が習得すべき知識への意欲を喚起するために問題を精選している教師にとって，このメソッドは間違いなく「問題に基づいた（problem-based）」ものですが，学生にとって，それはどちらかといえば「調査に基づいた学び（IBL：inquiry-based learning）」の色彩が濃いものとなります。PBL という名称を用いるのなら，これは teacher-centered PBL とでも呼ぶべきものでしょう。では，学生にとって「問題・課題」が基盤となる学びを実現するためには，どのような配慮や工夫を施せばよいのでしょうか。

学生が習得すべき知識や技術の内容や水準が定められている領域の科目においては，探求すべき課題を洗練し，精選するのは教師の役割ですが，それをそのまま学生に提示するのではなく，文脈のなかに課題の種子として埋め込んでおき，それを学生が読みとりながら課題を発掘するというスタイルをとるのが効果的であると思います。カナダやアメリカなどではこのような課題・問題のことを guiding questions あるいは driving questions と呼んでいますが，いかにも学生の学習意欲を喚起しようとする姿勢の読み取れるネーミングだと思います。このように teacher-centered PBL や学習モデルの授業であっても，学生の足元の土のなかに教師が洗練した「問い」の種子を上手に隠すような創意工夫を施せば，単なる IBL で終わらないようにすることが可能なのです。

他方，学問モデルに基づき，学生が日常の身の回りから題材・テーマを発掘・発見・創出する授業を展開する場合は，上に掲げた「文脈」を学習者の日常に設定すればよいので，教師があらかじめ問題や課題を選定したり，洗練したりしておく必要はさほどないと考えてよいでしょう。ここではいかにして日常のなかに「問い」を発見するのか，それをどのようにして課題にまで練り上げていくのか，その手ほどきに腐心するのが教師の役割となります。学生にとっては課題の発見から解決に至るすべての知的プロセスにかかわることができるので，これはまさに「問題発見・解決型学習」であり，先ほどの teacher-centered PBL に対して student-centered PBL と呼ぶことのできるものになります。このような PBL を通して，学生は真理を探求する困難と楽しさ，喜びを体験することができるはずです。

● 新しい試みのための序章として

最後に，これまで提案してきたこと，留意してほしいと願ってきたことを振り返りながらまとめておきましょう。表 2-1 に学習の類型と知識獲得のスタイルの関係を示しました。まず知識を個人と集

表2-1 学習の類型と知識獲得のスタイル

区分		作業	主導者	優先事項	知識獲得のスタイル	PBL的性質
競争的学習		個人的営為	教師	獲得する知識の量	勉強モデル	—
協同的な学習	協同学習	社会的営為		正解にたどり着く知識の獲得/転移された知識の再現	学習モデル	IBL teacher-centered PBL
	協調的学習		学生	〈仲間との協力・仲間の能力〉 課題の発見・定立と探求	学問モデル	student-centered PBL

団のいずれが主体となって獲得するのか，それを促す問いを教師が提示するのか，学生が自ら探すのか，等々によって学習の類型を作ります。

「勉強モデル」では，教師が転移した知識を学習者が個々別々に記憶し，その正確さと分量の多さを競うような働きかけがなされます。「学習モデル」においては，学生が「答え」を探し，それを示すことが重視されますが，それが個人の営為として求められる場合もあれば，集団の営為として要求されることもあります。後者は一般に「協同的な学習」と呼ばれ，勉強モデルの特徴である「競争的学習」と対比されるものです。ホスピタリティの涵養には社会的営為の体験(すなわちグループワーク)が有効ですが，教師が問いやテーマを提示するものと学生が主体となってテーマを設定していくものとを分別しておく必要があります。ここでは前者を協同学習，後者を協調的学習と呼んで区別することにします。

協同学習のテーマや課題は教師が提示するので，学生は集団のメンバーと協力しながら用意された正解に到着するべく調査や考察を重ねていきます。「学習モデル」のうち，集団による学び(社会的営為)においては，最適解が想定されているにせよ，教師が「問い」の種子を文脈のなかに上手に埋め込むと，「問い」の発見の仕方や読み取り方にメンバーによる違いがあることを実感するでしょう。また，「答え」にたどり着くためのアプローチの選択，途中の検証などの作業まで厳格に決められているとは限らないので，メンバーのそれぞれから互いに異なるさまざまなアイデアが出され，コンフリクト(葛藤)が発生するかもしれません。学生がこのような紆余曲折の体験を経て思考の道の幅員を広げていくと考えると，学習モデルにおける協同学習の意義と価値がより明確になると思います。

他方，協調的学習は，その課題を学習者自身が設定し，自らが立てた「問い」の「答え」を集団のメンバーとともに探求していきます。そこでは自分と他者の考え方や情報量の違いを受容し合い，相互に協力して合意形成を図りながら「学び」を形成していきます。「問い」の発見・発掘・創出は骨の折れる作業ですが，これを継続することによってグループメンバーの「日常」(の一部)が共有され，協調のための相互理解を深める体験をすることができるはずです。合意を形成するにあたって多数決に頼らないという経験も，学生の将来を勘案すると貴重なものだと考えてよいでしょう。

ところで「学問モデル」にも個人による学びと集団による学びの双方が考えられます。しかし，学生のそれぞれが異なる問いを立ててそれぞれに答えを探求する営みを，教師が一人で見守るのは物理的にも精神的にも無理があり，負担が大きいので，ここには個人による学びは含めないことにします。

協同学習と協調的学習のいずれもグループワークを活用します。前者では教師の求める解にたどり着くという一つの方向性が定められるので，いきおい，それが優先されてしまいがちになるかもしれませんが，後者においては歩く道，進む方向でさえも自分たちで合意を形成しながら決めなければな

らないので，思索が深くなり，より豊かな協調性が育まれることでしょう。「学問モデル」に基づいた協調的学習には，学生をより主体的で能動的な学習者に育む可能性があると考えてよいと思われます。15 回の授業のうち，数回だけでも学問モデルの授業をお試しになってはいかがでしょうか。

註

1) 牧師でありながら，幼い頃から抱いていた農芸への関心を大切に守っていたメンデルは，教会の庭でエンドウマメの交配実験を積み重ね，のちに「メンデルの法則」と呼ばれるものを発見したというエピソードも学生に示してあげてよいと思います。このようなエピソードは枚挙に暇がないはずです。探してみましょう。

2) 以下の文献を参考にしました。
・丸山健夫(2008)『ナイチンゲールは統計学者だった！─統計の人物と歴史の物語─』，日科技連出版社
・多尾清子(1991)『統計学者としてのナイチンゲール』，医学書院
・ヒュー・スモール［著］，田中京子［訳］(2003)『ナイチンゲール　神話と真実』，みすず書房

3) これは "The Mayonnaise Jar and Two Cups of Coffee"（マヨネーズの瓶と 2 杯のコーヒー）として有名なエピソードです。詳細は以下の URL 参照。
http://www.michaelppowers.com/prosperity/mayonnaise.html（2018 年 5 月 1 日閲覧）

4) 吉野弘(1989)「最も鈍い者が」，『自然渋滞』，花神社に所収。

5) 板倉聖宣(1988)『楽しい授業の思想』，仮説社を参考にしました。

6) 大阪経済大学の徳永光俊学長とのプライベートトークにて。学長の発言に対して，筆者は「教育と看護は似ている。どちらも人間の尊厳にかかわるものだから」と応えました。

7) 「PBL の有効性を論じた諸文献を再検討したが，基礎医学と臨床医学の双方において，PBL が成績を改善するという確実な根拠は見いだせなかった」(Colliver, 2000)として，PBL 有効性に否定的な立場をとる研究者もいるようですが（黒川，他［2005］より重引），PBL を採り入れた授業が従来の知識転移型の講義と成績において有意な差がないということは，学生が主体となる PBL 型授業で得られるものは従来の教師主導型の講義で得られるものと大差ないということ，すなわち従来型の講義には見出すべきものがないということと同義であると考えなくてはならないはずです。

8) Barrows, H. S., et al(1980)：Problem-based learning：An approach to medical education. New York：Springer Publishing Co.

参考文献

・三谷太一郎(2013)『学問は現実にいかに関わるか』，東京大学出版会

・Colliver, JA.(2000)：Effectiveness of problem-based learning curricula：research and theory. Academic Medicine75(3)：259-266
https://journals.lww.com/academicmedicine/Fulltext/2000/03000/Effectiveness_of_Problem_based_Learning_Curricula_.17.aspx（2018 年 3 月 13 日閲覧）

・黒川清［監］(2005)『臨床能力をきたえるハワイ大学式 PBL マニュアル』，羊土社

第 3 章

グループワークの
準備は入念に

　クラスのなかに複数の小集団を編成し，課題を提示すれば，それだけでグループワークが始まると思い込んでいる教師もいるようですが，グループワークの意義や価値を学生に伝え，それを予感（できれば実感）してもらわないと，一方通行的な講義と同じように学生の反応は貧弱なものとなり，グループワークは機能しません。グループワークを効果的に運営するためには，課題の目的や理念がクラス全員に理解され，その実現には小集団による活動が有効であるとの認識（少なくとも予感）が学生の間で共有されることが必要です。小集団が主体的に，自発的に動き出すきっかけを上手に用意すると，グループワークは実り多き道への一歩を踏み出すことができます。活発なグループワークを展開するために教師が準備しておくべきことについて考えていきましょう。

1 │ スケジュールを立てる

　15 回の授業のうち，何回をグループワークに充てるのか，また，1 回 90 分の授業の何分間をグループワークに使うのか，そのことを事前に計画しておく必要があります。15 回のうち，たった一度だけしかグループワークを行わなかったとしたら，学生はなぜ，その回だけグループワークをしたのか，他の授業回にグループワークを導入しなかった理由は何なのか，理解ができずに困惑してしまうかもしれません。できることなら複数回にわたってグループワークを導入し，学生が共同して学ぶ体験を積み重ねることができるようにしたいものです。

　高等教育機関への入学後まもない頃，グループワークの経験が浅い時期には，可能な限り数多くグループワークを体験できるように，科目ごとにスケジュールを調整したり，科目間で連携を図ったりするなどの工夫をするとよいでしょう。初年次のうちに，学生がグループワークに必要な考え方や姿勢を学ぶことのできる科目がいくつか用意されていると，上級年次に進級してからグループワークの「いろは」について教える必要がなくなり，課題探求のための PBL などをスムーズに展開することができるようになります。グループワークを活用して学生が知識を構築し，自らのうちにこれを定着させていくのをめざすことはもちろん重要ですが，これを可能にするためにグループワーク自体の経験値を高めておくことも劣らず大切なことなのです。本書では，達人への道の一歩として，学生の経験値を高めるために，どのようなコンテンツを用意しておけばよいのかをお伝えしますが，それを実践するためには，複数回の授業が必要であるとお考えいただきたいと思います。

　筆者が担当する授業科目には，グループワークの経験を蓄積することを主たる目的にしたものと，

表 3-1　授業スケジュールの例

	グループワーク中心の授業 (Groupwork for Critical Thinking)	PBL 型授業
1	グルーピング(後楽体験)・ネーミング もどかしさ体験・認知差の確認・傾聴の必要性	グルーピング(後楽体験)・ネーミング もどかしさ体験・認知差の確認・傾聴の必要性
2	野球ポジション当て ―情報の可視化　#1―	学習スタイルのインベントリー テーマ選定
3	アインシュタインゲーム ―情報の可視化　#2―	クロスロードゲーム―選択肢を増やす― テーマの選定
4	おとぼけ新婚旅行 ―断片的な情報の共有―	テーマ決定・探求
5	クロスロードゲーム ―選択肢を増やす―	テーマ探求
6	コンセンサスゲーム(月面で遭難したとき，どうするか) ―多数決に頼らない合意形成―	テーマ探求
7	自分史	テーマ探求
8	ルーブリック作成 ―省察のためにゴールとマイルストーンを―	中間報告
9	交渉学体験 ―未共有情報・非可視化情報の存在に気づく―	テーマ探求
10	三浦からの挑戦状　①	テーマ探求
11	三浦からの挑戦状　②	テーマ探求
12	アイドルを探せ ―チームワークの発揮―	テーマ探求
13	アイドルを探せ/サプライズを考える ―チームワークの発揮―	最終報告
14	サプライズを考える ―相手の予想もしないことを創造する―	最終報告
15	三浦への挑戦状	振り返り・合評会

グループワークを展開しながら知的なアウトプットをめざすものとがあります(全くグループワークを実施しない科目も一つだけあります)。前者は初年次学生を主たる受講生とする科目ですが，そこではグループワークを進めるうえで留意すべきポイントを文字や言葉で伝えるのではなく，グループワークを通して学生が気づくようにしています。また，グループワークを自己目的化してしまわないように，クリティカルシンキングの力や習慣を身につける課題を用意しています。後者は受講に関する学年制限のない科目なので，受講生のなかに筆者が担当する他の科目の既修者がいたり，グループワークの経験者が一定数いたりします。したがって，グループワークの基本的な事柄についてはこれを確認したのち，それぞれのグループが独自に発見・創出した課題について探求する PBL 型授業を展開しています。表 3-1 にそのスケジュール例を示します。

　左側には主として初年次学生を対象としたグループワーク中心の授業スケジュールを示しました(該当する授業科目は複数あります)。グループワークを体験しながらクリティカルシンキングの力とサーバント・リーダーシップの習慣を身につけることが，これらの科目のねらいです。右側には全学年を対象とした PBL 型授業のスケジュールを示しました。こちらでは『学問モデル』に基づいた"student-centered PBL"を展開します。いずれのクラスでも初回においてグルーピングをしたのちに，それぞれのグループ名を考えてもらいます。2 回目以降は「クロスロードゲーム」だけが共通で，これ以外はそれぞれのクラスのねらいにあったスケジュールを組んであります。

　左側のクラスでは，グループワークをするうえで留意すべきことを，ゲームやワークを通して経験

第3章 グループワークの準備は入念に

しながら学んでいくようにデザインしてあります。それぞれの詳細は後の章で説明しますが，大切なのは 15 回の授業に対して 20 回分ぐらいの準備をしておくことです。スケジュールを立てているときには受講生の顔が見えませんから，実際に授業が始まってからでないと，用意しておいたコンテンツがどうも馴染まないというような事態に気づくことができません。そのときのことを考えて，すぐさまコンテンツの差し替えができるように授業回数分よりも多くのコンテンツをもっておくと，臨機応変に対応することができます。いずれのコンテンツにおいても，グループワークで留意すべき事柄を体験することに違いが生じないように，アプローチやメソッドだけが異なるものをそれぞれ複数用意しておくとよいでしょう。なお，表中にある「三浦からの挑戦状」(10, 11 回目の授業)とは，学生のクリティカルシンキングに必要な水平思考の力を確かめる問題群のことです。最終回の「三浦への挑戦状」とは，学生がこれまでに培ったクリティカルシンキングの力を存分に発揮して，授業担当者の三浦に提示する自作の(もしくはグループで探し当てた)問題(群)のことです。どちらもクラスは大いに盛り上がります。

　右側のクラスでは学生が自分たちで「問い」を発見し，自らが発見した「問い」について思索を深め，「答え」を探求する作業をします。初回の授業は左側のクラスと同じで，グループワークを進めるうえで特に留意すべき事柄を体験しながら学んでもらいます。なかには，その作業が確認を意味する受講生もいますが，その学生はグループワークでリーダーシップを発揮するようです。2 回目の授業からテーマの発掘・発見・創出の作業に入りますが，2 回目と 3 回目の授業では，冒頭から小半時ほどを使ってグループワークを進めるうえで留意すべき事柄を体験し，その後のグループワークにすぐに応用できるようにします。クラスの様子に応じて，授業冒頭のスモールワークの回数を増やすこともあります。

　スケジュールを立てるうえで大切なことは，いつでも軌道修正ができるようにコンテンツを豊富に用意しておくこと，ならびに時間配分に十分な余裕をもたせておくことです。

2 │ グルーピングの準備をする

● メンバー構成に関して留意すること

　グルーピングはグループワークの大切な第一歩です。グルーピングのやり方次第で，学生がアクティブになるスイッチが早い段階でオンになったり，逆にしばらくの時を待たなければならなくなったりと，明暗の分かれることがあります。学籍番号や誕生月日などの数字情報をもとに，あるいは座席の位置などに基づいてグループ編成を行う教師がいますが，学生がより早く，主体的にグループワークにかかわることを望むのなら，どのようなグルーピングをすれば学生がアクティブに動けるようになるのかを勘案し，デザインに工夫を凝らすのがよいと思います。

　グループのメンバー構成については，これを教師が考案するか，学生の意思を尊重して学生に決めてもらうか，2 通りのケースが考えられます。学生がお互いをよく知らない場合，あるいは教師しか知り得ない情報に基づいてグルーピングをしたほうがよい場合，その編成は教師が考えざるを得ませんが，その際，メンバー構成を学生に伝えるだけでは，学生がアクティブになる機会を一つ失ってしまうと心得ておきましょう。大切なのは，たとえ教師が構成を考えた場合でも，学生が仲間を自ら発見したと感じられるように工夫をすることなのです。

　グループ編成においては，グループ間に構成メンバーの性別や所属学部もしくは学科，在籍学年，当該教師が担当する他の科目の履修の有無などに関して偏りがないように配慮したほうがよいでしょ

29

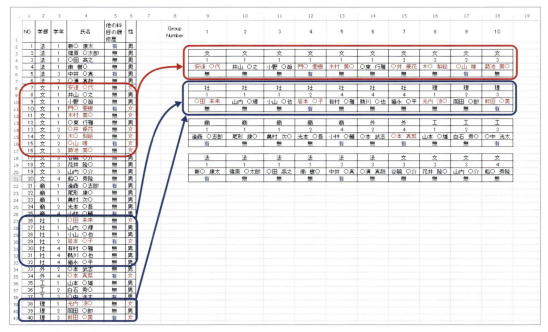

図 3-1　グループ編成作業（学部情報の反映）
原票と過去の履修歴から学部情報をもとに横並びの列を作る。

う．ここに偏りがあると，小さいながらも不平や不満の原因となりかねませんし，メンバー相互の面識の有無がグループ間に生じることもあるからです．この編成作業は Microsoft®社の Excel®を使えば手早く進めることができます．以下に学生の属性に関する情報が 4 種類ある場合の編成作業例を示します．ここでは学生の所属学部や学年にばらつきがある場合（総合大学の共通科目など）を想定していますが，受講生の全員が同じ学部・学科の同学年次の学生であったり，全員が女子学生であったりする場合には，それぞれの状況に応じて勘案すべき項目を加減してください．

　まず，受講者名簿に記載されている学部・学年・性別の情報に，自身の担当する他の科目の履修情報を加えます．この情報は以前の名簿と照合することで得られます．この情報を用いるのは科目担当者の理念や授業方法などを知っている学生が特定のグループに集中しないようにするためです．このクラスの受講生は 40 名なので，4 名ずつのグループを 10 班編成することにします．

　まず，学部情報をグループ編成に反映させます（図 3-1）．一つのグループに同じ学部の学生ばかりが集中しないようにすることがねらいです．文学部の学生が最も多いので，こちらの学生から配分していきます．文学部の学生のうち 10 名を横並びにします．残りの 4 名については他学部の学生との兼ね合いを考えて，のちに配分します．次に社会学部の学生を理学部の学生と併せて横並びにします．商学部，外国語学部，工学部の学生の合計が 10 名になるので，こちらを 3 段目に横並びにします．最後は法学部の学生と文学部の残り 4 名の学生で列を作ります（左側の名簿から右側の列を作成する際には，貼り付けのオプションから「形式を選択して貼り付け(S)」を選び，そのなかから「☐行列を入れ替える(E)」を選びます）．

　次に性別の情報に基づき，男子学生ばかり，あるいは女子学生だけのグループができないように同じ列のなかで学生の移動を行います（図 3-2）．第 1・第 4・第 8 グループに女子学生が 2 名いますが，第 2・第 3・第 6 グループには女子学生が 1 名もいないので，これらのグループの間で男子学生と女子学生を移動させます．図 3-2 では「○田未来」と「山内○輝」，「小山○也」と「光内涼○」，「○本

第3章 グループワークの準備は入念に

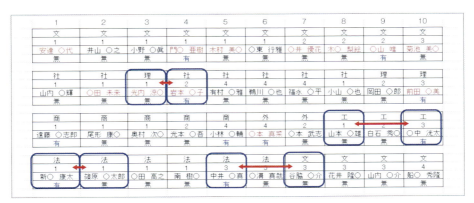

図3-2 グループ編成作業（男女別情報の反映）
男女の数に差が出ないように，横並びの列のなかで移動する。

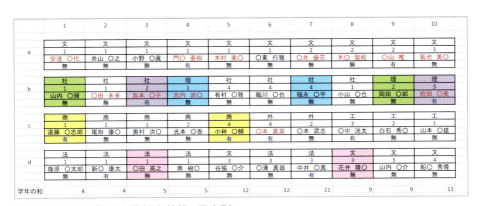

図3-3 グループ編成作業（他の科目の履修に関する情報の反映）
他の科目の履修歴がある者が集中しないように移動する。

図3-4 グループ編成作業（学年情報の反映①）

武士」と「○本真菜」が，それぞれ相互に移動することになります。

　続いては授業者が担当する他の科目の履修の有無に関する情報を用います（図3-3）。こちらも先ほどと同様に，同じ列のなかで左右の移動を試みます。第1・第4・第5・第10グループに既修者が2名ずついるので，1名もいない第2・第3・第7・第8グループの未修者と交代します。

　最後に学年情報に基づき，可能な限り，どのグループもメンバーが複数の学年次にまたがるように学生を移動することを考えます（図3-4）。学生の学年を数字で表し，それぞれのグループにおけるそ

31

	1	2	3	4	5	6	7	8	9	10
二人の移動	文	文	文	文	文	文	文	文	文	文
	1	1	1	1	1	1	2	2	2	3
	安達 ○代	井山 ○之	小野 ○眞	門○ 亜樹	木村 美○	○東 行雅	○井 優花	木○ 梨絵	○山 唯	菊池 美○
	無	無	無	有	無	無	無	無	有	無
	理	社	理	社	社	社	理	社	社	社
	2	1	3	4	4	4	1	1	1	2
	岡田 ○郎	○田 未来	前田 ○美	福永 ○平	有村 ○雅	鵜川 ○也	光内 涼○	小山 ○也	山内 ○輝	岩本 ○子
	無	無	有	無	無	無	無	無	無	有
	商	商	商	商	商	外	外	工	工	工
	4	1	1	2	1	4	2	3	2	1
	小林 ○輔	尾形 康○	奥村 次○	光本 ○吾	遠藤 ○志郎	○本 真菜	○本 武志	○中 洸太	白石 秀○	山本 ○雄
	有	無	無	無	有	有	無	有	無	無
	法	法	文	法	文	法	法	法	文	文
	1	1	3	1	3	3	3	1	3	4
	篠原 ○太郎	新○ 康太	花井 隆○	南 樹○	谷脇 ○介	○溝 真哉	中井 ○真	○田 高之	山内 ○介	船○ 秀隆
	無	有	無	無	無	無	有	無	無	無
学年の和	8	4	8	8	9	12	8	7	8	10

図 3-5　グループ編成作業(学年情報の反映②)

	1	2	3	4	5	6	7	8	9	10
三人の移動	文	文	文	文	文	文	文	文	文	文
	1	1	1	1	1	1	2	2	2	3
	安達 ○代	井山 ○之	小野 ○眞	門○ 亜樹	木村 美○	○東 行雅	○井 優花	木○ 梨絵	○山 唯	菊池 美○
	無	無	無	有	無	無	無	無	有	無
	理	社	理	社	社	社	理	社	社	社
	2	1	3	4	4	4	1	1	1	2
	岡田 ○郎	○田 未来	前田 ○美	福永 ○平	有村 ○雅	鵜川 ○也	光内 涼○	小山 ○也	山内 ○輝	岩本 ○子
	無	無	有	無	無	無	無	無	無	有
	商	商	商	商	商	外	外	工	工	工
	4	1	1	2	1	4	2	3	2	1
	小林 ○輔	尾形 康○	奥村 次○	光本 ○吾	遠藤 ○志郎	○本 真菜	○本 武志	○中 洸太	白石 秀○	山本 ○雄
	有	無	無	無	有	有	無	有	無	無
	法	法	文	法	文	法	法	法	文	文
	1	1	3	1	3	3	3	1	3	4
	篠原 ○太郎	新○ 康太	花井 隆○	南 樹○	谷脇 ○介	○溝 真哉	中井 ○真	○田 高之	山内 ○介	船○ 秀隆
	無	有	無	無	無	無	有	無	無	無
学年の和	8	4	8	8	9	12	8	7	8	10

図 3-6　グループ編成作業(学年情報の反映③)

の和をカウントしておきます(図の a, b, c, d の行の数値を合算したものが，下段の「学年の和」になります)。その和が最大の第 5 グループと最小の第 1 グループの間で学年の数値に注意しながら学生を移動します(図では 3 列目の「遠藤◯志郎」と「小林◯輔」)。同様に最大の第 6 グループと最小の第 2 グループとの間でも学生の移動ができるとよいのですが，性別ならびに既修・未修に関する情報との兼ね合いから，このグループ間での移動は現段階ではあきらめざるを得ません。他に横並びの列のなかで移動が可能な組み合わせを見てみます。2 列目では「岩本」と「前田」がどちらも他の科目の履修歴がある女子学生なので相互に移動することができます。同じく 2 列目の「光内」と「福永」は性別が異なりますが，第 4・第 7 グループには他に女子学生が 1 名ずついるので，こちらの移動にも問題がありません。4 列目では「◯田高之」と「花井隆◯」がいずれも他の科目の履修歴をもたない男子学生なので，相互に移動することができます。以上，5 回の移動の結果が図 3-5 です。

第 2，第 6，第 8，第 10 グループは，いずれのグループも学年の和が 8 もしくは 9 になるように学生を移動する必要があります。まず，2 列目の「◯田未来」と「鵜川◯也」を交代します。この交代により，第 2 グループに女子学生が不在となってしまったので，一列目の「井山◯之」と「木◯梨絵」を相互に移動します。この移動で女子学生がいなくなった第 8 グループには第 10 グループから女子学生を移動します。図 3-6 では「木◯梨絵」と交代した「井山◯之」が「菊池美◯」と交代することになります。これで移動は完了です(図 3-7)。

以上は，学生の所属や学年などの属性に偏りがないように留意したグループ編成の例ですが，これとは別に，学生のコミュニケーション力やメンタリティなどに濃淡の差が出ないように，教師がメン

第3章 グループワークの準備は入念に

図3-7 グループ編成作業（学年情報の反映④）

バー構成に十分な配慮をしなければならない場合もあるでしょう。第1回目の授業からグループワークを導入するのでなければ，授業中の学生の様子をつぶさに観察して，効果的なワークを展開できるようにメンバー構成を考えておくのがよいと思います。

● メンバー構成の伝え方

　上記のようにグループ編成に十分な配慮を施しても，これを口頭で学生に伝えてしまっては，配慮に費やした時間，労苦が無駄になってしまうかもしれません。いかに数多くの要素に留意して編成を考案したとしても，それを一方的に告げられた・与えられた（と感じた）としたら，学生は「やらされている」感じ，「先生の思惑通りに動かされている」印象を抱いてしまいかねないからです。これを回避するために，自分が所属するグループのメンバーを学生が自分自身で探し当てるという方法を用います。そうすると，学生は自ら動き出さざるを得なくなり，クラスの雰囲気は盛り上がります。

　そこであらかじめ教師が考えておいたメンバー構成を別のかたちの情報に変換して伝え，学生がその謎を解くことによって同じグループのメンバーと出会えるという細工を施してみましょう。謎を解くというゲーム的な要素を盛り込むこと（ゲーミフィケーション：gamification）によって，学生はグループワークの難しさと楽しさを予感することができます。その「謎」の作り方をいくつか紹介します。

　なお，効果的なグループワークには1グループあたり4人が適切だと考えているので，以下に紹介するグルーピングは，このサイズを前提としています[1]。ただし，クラスメンバーが常に4の倍数であるとは限りませんので，クラスのなかに4人ではなく5人で構成されるグループができても構いません。あるいは受講生が多いために4人でグループを編成すると，グループ数が多くなりすぎてしまうような場合には5人でグループを編成してもよいでしょう。

● 4人編成用の「謎」を考案する

　1グループを構成する員数と同じ数で構成されるものをベースにしてみると，組み合わせの作成が比較的容易にできます。4人編成の場合，季節，方角，四大文明などはすぐに思い当たりますし，四文字熟語を一文字ずつに解体したものも使い勝手はよいのですが，いとも簡単に謎を解かれてしまうかもしれません。日本の四大工業地帯やシェークスピアの四大悲劇，若草物語の四姉妹の名前，ジョハリの窓の名称などが組み合わせのなかに入っていると，学生は総力を挙げて謎解きに挑みます。看護師の基本的責任（健康増進，疾病予防，健康回復，苦痛緩和）は入れておきたい組み合わせの一つだ

33

表3-2 4人編成用の「謎」の例

カード別情報				共通項
京浜	中京	阪神	北九州	四大工業地帯
ハムレット	リア王	マクベス	オセロー	四大悲劇
スズキ	ホンダ	カワサキ	ヤマハ	四大バイクメーカー
三井	住友	安田	三菱	四大財閥
東京	大阪	名古屋	福岡	四大都市
神武	岩戸	いざなぎ	バブル	四大景気
読売	毎日	朝日	日経	四大全国紙
ナス	トマト	ピーマン	ジャガイモ	ナス科の野菜

表3-3 5人編成用の「謎」の例

カード別情報					共通項
スペリオル	ヒューロン	ミシガン	オンタリオ	エリー	五大湖
山中	精進	西	河口	本栖	富士五湖
東海	中山	日光	奥州	甲州	五街道
札幌	東京	ナゴヤ	大阪	福岡	五大ドーム
千葉	名古屋	横浜	神戸	北九州	五大貿易港
読売	毎日	朝日	日経	産経	五大全国紙
姫路	彦根	松本	犬山	松江	国宝五城
ルーブル	大英	メトロポリタン	エルミタージュ	プラド	五大美術館

と思います。あるいは有名な文学作品に関する情報や映画の登場人物などから，代表的なものを4つ選んでおくのもよいでしょう（表3-2）。

　これらの情報をカードに記載しておきます。なお，受講者数が4の倍数ではない場合は，いくつかのグループを5人編成にすればよいのですが，そのグループに限り，5枚一組の情報を用意しておきます。グルーピングを開始する際に，いくつのグループが4人編成であり，また5人編成のグループがいくつできるかということを学生にアナウンスするのを忘れないようにしましょう。5人編成にするならば，富士五湖，五街道，五大栄養素，日本の五大財閥・ゼネコンあるいはアメリカの五大湖などが考えられます（表3-3）。看護の倫理原則（自律尊重，善行，無危害，公正と正義，誠実と忠誠）を用いるのもよいでしょう。日頃，あまり注目されない五文字熟語（一姫二太郎，井戸端会議，運命共同体，言行不一致，三方一両損，自転車操業など）を使うと意外なほど盛り上がります。

　このカードを1枚ずつ切り離し，学生に手渡します。そのときに同じグループのメンバーにしたい4名に，たとえば「京浜」「中京」「阪神」「北九州」と書かれたカードが渡るようにします。その際，誤って手渡すことがないように，カードには学生の氏名をメモ（印字）しておくのがよいでしょう。ここでは，先ほど作成した4名ずつ10班編成したグループメンバーに，それぞれの情報を割りあててみました（図3-8）。

　Excel®で作成した表をプリントアウトしたものでは心もとないので，学生が見やすい大きさのものを下記のようにPowerPoint®を利用して作っておくとよいでしょう（図3-9）。

　1枚ずつカードを配られた学生は，はじめのうちは近くにいる学生とカードを見せ合っていますが，やがて自分が持っているカードに書かれている情報の他に，どのような種類の情報があるのかを知らなければ先に進めないと気がつきます。当初は，できるだけ多くの学生と接触して個別に情報を収集しようとしますが，それよりもクラス全体に呼びかけ，どのような情報をもっているかを申告してもら

Group Number									
1	2	3	4	5	6	7	8	9	10
京浜	N	東京	ハムレット	スズキ	三井	神武	ナス	カイロ・レン	イチゴ
安達 ○代	木○ 梨絵	小野 ○眞	門○ 亜樹	木村 美○	○東 行雅	○井 優花	菊池 美○	○山 唯	井山 ○之
中京	E	大阪	リア王	ホンダ	住友	岩戸	トマト	レイ	アーモンド
岡田 ○郎	鵜川 ○也	前田 ○美	福永 ○平	有村 ○雅	○田 未来	光内 涼○	小山 ○也	山内 ○輝	岩本 ○子
阪神	W	名古屋	マクベス	ヤマハ	安田	いざなぎ	ピーマン	ルーク	オレンジ
小林 ○輔	尾形 康○	奥村 次○	光本 ○吾	遠藤 ○志郎	○本 真菜	○本 武志	○中 洸太	白石 秀○	山本 ○雄
北九州	S	福岡	オセロー	カワサキ	三菱	バブル	ジャガイモ	ヨーダ	リンゴ
篠原 ○太郎	新○ 康太	花井 隆○	南 樹○	谷脇 ○介	○溝 真哉	中井 ○真	○田 高之	山内 ○介	船○ 秀隆

図3-8 グループメンバーに「謎」情報を割りあてる

京浜 安達 ○代	中京 岡田 ○郎	阪神 小林 ○輔	北九州 篠原 ○太郎	神武 ○井 優花	岩戸 光内 涼○	いざなぎ ○本 武志	バブル 中井 ○真
N 木○ 梨絵	E 鵜川 ○也	W 尾形 康○	S 新○ 康太	ナス 菊池 美○	トマト 小山 ○也	ピーマン ○中 洸太	ジャガイモ ○田 高之
東京 小野 ○眞	大阪 前田 ○美	名古屋 奥村 次○	福岡 花井 隆○	カイロ・レン ○山 唯	レイ 山内 ○輝	ルーク 白石 秀○	ヨーダ 山内 ○介
ハムレット 門○ 亜樹	リア王 福永 ○平	マクベス 光本 ○吾	オセロー 南 樹○	イチゴ 井山 ○之	アーモンド 岩本 ○子	オレンジ 山本 ○雄	リンゴ 船○ 秀隆
スズキ 木村 美○	ホンダ 有村 ○雅	ヤマハ 遠藤 ○志郎	カワサキ 谷脇 ○介	三井 ○東 行雅	住友 ○田 未来	安田 ○本 真菜	三菱 ○溝 真哉

図3-9 学生に配るカードを作る
図中，「カイロ・レン，レイ，ルーク，ヨーダ」は映画「STAR WARS」の登場キャラクター，「イチゴ，アーモンド，オレンジ，リンゴ」はバラ科の植物のグループを表します。

うほうが効率的であると考えるようになります。誰かが呼びかけ，皆がそれに応じる，すると次々と出される情報を板書する学生が自然に現れるものです。リーダーシップを発揮する学生，それをサポートする学生，そのような役割分担が自然に生まれ，この環境のもとで全員が協力して思考を開始します。

このようにグループワークを展開していくうえで必要となる事柄への気づきが，学生自らによってなされているということに意味と価値があります。すなわち，全体を把握すること，そのために全員で情報を共有し，それを記録するために自主的に協力すること，然る後に知恵を出し合うこと，これ

がグループワークの展開には不可欠なのですが，そのことに教師が言及しなくても学生自らが気づき，自然に実践するのです（そのことは無事に全グループが結成された後で評価し，賛辞を学生に伝えるのがよいでしょう）。

この方法は，確実に，しかも短時間でグループ編成をするのに向いていますが，達成感を共有するには少々物足りないかもしれません。謎の難度が少々高くても解決できることが前もって予測できる場合には情報カードの難度を少し高くしてみましょう。

◉ 謎の難度を少し高く設定してみる－4桁の数字を利用する

汎用性の高い謎解きとして4桁の数字を記したカードを用いると，学生は苦戦しながらも，知恵を絞ったり，協力したりするなどして，次第にアクティブになっていきます。

カードには相互に異なる4桁の数字を記します。それは一つの法則によって支配されており，その法則を発見すれば必ずグループが編成されるようになっていることを学生に伝えます。この法則は幾通りかを考えることができますが，「3の剰余系」を用いると計算が容易ですし[2]，謎が解けたときの達成感は大きいようです。たとえば「1111」「4444」「1234」「7777」は3で割ると1余る数字ですから，この種のカードを持ったメンバーが一つのグループを構成することになります。同じように3で割り切れる数字群，3で割ると2余る数字群を用意します。同じ群に属する数字を1グループあたりの人数分だけ用意しておけば，クラス全体を3つのグループに分けることができます。さらに多くのグループが必要な場合には，数字の色（もしくはカードの下地の色）を変え，3の剰余系という法則に従った4桁の数字群を作ります。受講生48名のクラスに4人編成のグループを12班作る場合，一つの色で余りが0から2まで都合3種類の剰余系を網羅し，それぞれの系に4種類の数字を用意します。これを4色分作成すればよいのです（図3-10）。

構成メンバーの属性を勘案する必要がない場合には，用意したカードをランダムに配ります。その必要がある場合には，あらかじめどの学生にどのカードを渡すのかを決めておきます。そのときには先に考案したメンバー構成を数字カードの上に反映させます。先ほどと同様に，渡し間違いがないようにカードに学生の氏名を書いて（印字して）おくのがよいでしょう。

授業でグルーピングを始める前に名前を呼んで，受講生一人に1枚ずつ4桁の数字が書かれたカードを配付します。その後，「あなたたちが手にしているカードに書かれている4桁の数字は，たった一つの法則のもとにあります。その法則を発見すれば，4人ずつのグループが12班できます。さぁ，グループメンバーを探し当てましょう」とグルーピングのスタートを宣言します。それ以上の指示は出さないし，質問にも一切応じないようにします。

カードを渡された学生は，自分や周囲のカード数枚を見るだけでは法則性を発見できないことに気づき，全体を把握しようとします。毎期のことですが，必ず1名ないしは複数名の学生が全員のカード情報をひとところに集めようと声を上げます。それに応じて，その情報を黒板（白板）に書き留める学生が現れます。そうやって書き出された数字，もしくは全体を俯瞰できるように並べられたカードを見ながら，受講生は法則を発見しようと知恵を絞ります。ここで何種類かの色が使われていること，色別のカード枚数が同じであることに気づき，色別に分かれて考えてみよう，それが間違っていたら元に戻って考え直そうという提案がなされるはずです。

カードの色別に分かれて，それぞれに集まった学生は，別の色の集まりに後れをとらないようにと，一心不乱に謎を解こうとします。これまでの経験では，長くても20分あればつつがなくグループが結成されています。進展に不安がある場合にのみ，「法則を発見するためには何が必要でしょうか（全体の状況を把握すること）」「仮に複数存在する数字の群を2組に分けるとしたら，最初，どんなことを

3333	6543	3579	6789	3456	6666	4455	2223
1111	4444	1234	7777	4321	4567	8899	3355
2222	5432	5678	8888	2468	2345	5555	1112
5556	7788	6777	3399	3336	4449	6666	1113
2233	6688	1111	7654	1111	2227	3535	9898
5555	2345	8999	8765	1289	2333	6677	7778

図 3-10　4桁の数字カードを作る　web

考えますか(偶数か奇数か,すなわち『2』で割った余りが『0』か『1』か)」というような問いかけをするのがよいかもしれません。この方法のアドバンテージは,先に述べたようにグループワークの何たるかを教師が語らずとも受講生がそれを自然に発見することに加え,あらかじめ教師が用意した編成であっても,自らが「法則性」を発見してグループメンバーと出逢えたと感得できるアドベンチャー的な要素があること,したがって初対面のメンバーであっても4名が揃って着席するときには,グループとしての一体感がそこに予感されていることにあります。このようなゲーミフィケーションの効果はかなり大きいようです。

● 謎の難易度を少し高く設定してみる—使わない情報を織り交ぜる

　4人編成用の謎として,一つひとつの組み合わせをあらためて考えなくてよい四字熟語は,使い勝手がよく,とても便利です。しかし,四字熟語のみを用いる場合には,簡単に謎が解けてしまわないように,どのような熟語を選ぶのか,そこが知恵の絞りどころとなります。たとえば「右顧左眄」「上意下達」「前後不覚」の四字熟語を一文字ずつ切り離して情報カードとして配付すると,組み合わせとして設定されていない「前後左右」を作ることができてしまいますが,これをつくってしまうと,他に有意の熟語ができなくなってしまいます。自分たちが所属すると想定されるグループだけができても,そのことによって他のグループが編成されなければ,その組み合わせは間違いであるということになります。自分たちのグループだけが編成できればよいのではない,同時に他のグループの編成も可能にする組み合わせを考えなければならないというスタンスは,ホスピタリティや共有型リーダーシップを考えるうえでとても大切なことなので,グルーピングの際に,このことに学生が気づく

37

東	奔	西	走	隠	忍	自	重	八	面	六	百	止	未	春	冬
上	意	下	達	落	花	流	水	威	風	夜	鬼	十	色	七	五
前	後	不	覚	則	天	去	私	堂	九	牛	難	五	悪	事	鏡
一	日	千	秋	慇	懃	無	礼	円	満	解	質	止	南	北	左
山	紫	水	明	有	為	転	変	奥	義	秘	実	右	捨	入	鏡
三	寒	四	温	遠	慮	深	謀	応	急	手	剛	専	到	捨	霧

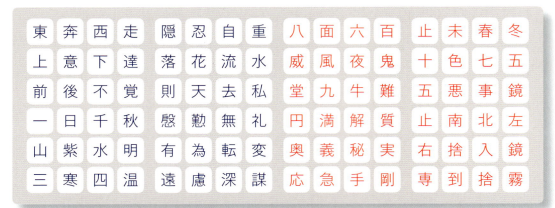

図 3-11　四字熟語を構成する漢字と構成しない漢字を用意する

01 東 止	02 奔 未	13 西 春	14 走 冬	25 隠 八	26 忍 面	37 自 六	38 重 百
03 上 十	04 意 色	15 下 七	16 達 五	27 落 威	28 花 風	39 流 夜	40 水 鬼
05 前 五	06 後 悪	17 不 事	18 覚 鏡	29 則 堂	30 天 九	41 去 牛	42 私 難
07 一 止	08 日 南	19 千 北	20 秋 左	31 慇 円	32 懃 満	43 無 解	44 礼 質
09 山 右	10 紫 捨	21 水 入	22 明 鏡	33 有 奥	34 為 義	45 転 秘	46 変 実
11 三 専	12 寒 到	23 四 捨	24 温 霧	35 遠 応	36 慮 急	47 深 手	48 謀 剛

図 3-12　2 つの漢字の組み合わせを作る

ように見守りたいものです。

受講生が少ないクラスならば，さらに難度の高い方法を試してみるのもよいかもしれません。たとえば一人に 2 枚ずつカードを手渡すことにしておき，そのうちの 1 枚には四字熟語を構成する文字を記し，残りの 1 枚には熟語を構成しない文字を記しておくのです(図 3-11)。四字熟語を使ったグルーピングは，その熟語を知っていれば簡単に解けてしまいますが，ここに不確定の要素を加えることによって謎解きは格段に面白くなります。

図 3-11 に青色で示したものが，四字熟語を構成する文字群，赤色で示したものが，今回は字数が足りないなどの理由により四字熟語を構成できない文字群です。青色から一文字，赤色からも一文字を選んで青赤 1 枚ずつ計 2 枚のカードをセットにして学生に配ります。手渡す文字に色がついていると，その色によって文字の要不要を判断してしまうかもしれないので，学生に配るカードには色による区別をつけないようにします。

図 3-12 には学生一人に手渡される 2 枚のカードの組み合わせの例を示しました。01 番の学生には「東」と「止」，02 番には「奔」と「未」のカードがそれぞれ手渡されることになっています。22 番の学生は「明」と「鏡」のカードをもっているので「明鏡止水」という四字熟語を作ることはできません。つまり「止」は使用しない文字なので，01 番は「止」ではなく，「東」を使った四字熟語を探すことになります。このとき，01 番の学生と 22 番の学生との間で意思の疎通が図られなければなり

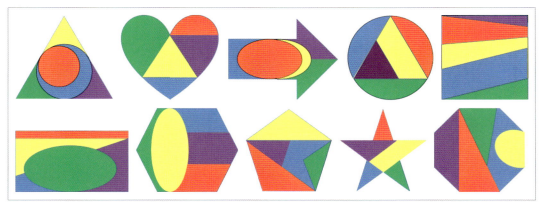

図 3-13　5 人編成のグルーピングに用いる図形の例　web

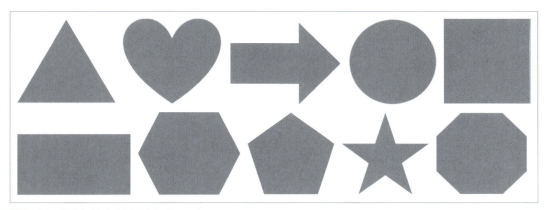

図 3-14　学生に見せる図形のシルエット

ませんし，そのことを全体で共有しなければなりません。23 番の学生は「四」と「捨」のカードをもっているので，「四捨五入」を作ることはできません。全体を見ると「捨」の入った四字熟語はつくれないことがわかりますから，23 番は「四」の入った熟語を探すことになります。このときも 96 文字の漢字をすべて把握するために，クラス全体で情報を共有する必要があります。このようにお互いに情報を共有した学生が，使う文字と使わない文字を特定しながら四字熟語を探し当て，グループメンバーを見つけていきます。

図形を活用したグルーピング

　グルーピングに図形を用いると学生は初めから全員で協力しなければならないことに気づき，集中力を高めます。グルーピング用図形の作り方は，図形を 1 グループの構成メンバー数のパーツに切り分け，1 パーツごとに異なる配色を施します。ただし，用いる色の種類は図形の別を問わず，同じものにしておきます。ここでは 1 グループのメンバーを 5 名にする場合について説明しましょう。
　どの図形にも同じ 5 色を用います（図 3-13）。学生には 5 つのパーツをつなぎ合わせてできる図形の完成図のシルエットだけを示しておきます（図 3-14）。またパーツの裏面には 1 から 5 の数字を記しますが，色と数字は必ずしもペアにはならないようにします。図 3-15 は，図 3-13 に示した図形から 2 つを選んで，裏面の数字の置き方を例示したものです。各図形の右側が裏面を表します。学生は色が重ならないように注意してパーツを選びますが，その際，裏面も見て，同じ数字が重なっていないこ

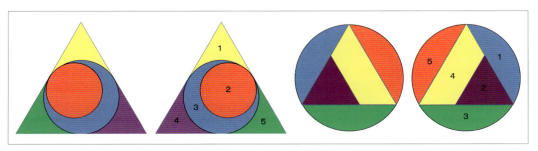

図 3-15　各パーツ裏面の数字の書き方 web

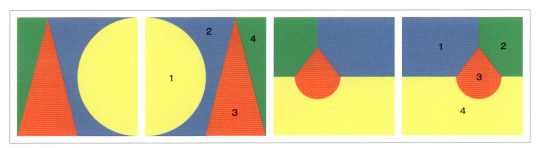

図 3-16　4人編成のグルーピングに用いる図形と裏面の数字の例 web

とを確認することができます。シルエットを参照しながらパーツの特徴的な部分に注目し，数字や色が重ならないように注意すれば，図形を完成させるのは，さほど難しくはないようです。なお，図形をパソコンで作成し，切り分けたものにラミネート加工を施しておけば，半永久的に使用が可能です。

　上記よりは，やや難しくなりますが，完成すると，すべてが同じ形になるようにデザインしても面白いと思います。ここでは1グループの員数を4名，完成形を正方形とする場合について説明しましょう（図 3-16）。

　先ほどと同様，一つの図形に用いる色を4種類にし，どの正方形にも同じ4色を使います。パーツの裏面に1から4の数字を記しますが，ここでも色と数字がペアにならないように注意します。完成形は口頭で伝えればよいので，シルエット図を作る必要はありません。なお，これらの図形はAdobe Illustrator®など，習熟を必要とするソフトを使わずとも，PowerPoint®で十分に作成することができます。

● グルーピングのヒント情報を作ってみよう

　グルーピングを楽しむためには，そのヒントとなる情報を教師自身が編み出すことが大切です。同じ教育機関に所属する教師が同じ，もしくは類似した情報に基づいてグルーピングをしたとしたら，そのグルーピングを一度経験したことのある学生は頭を使うことなく仲間を見つけてしまうので，アドベンチャーを楽しむことができなくなってしまいます。そのようなヒント情報を作るのは，さほど難しいことではありません。その例を図 3-17 に示します。それぞれが一つのグループを形成する理由を考えてみてください。

　図 3-18 にはひらがなが48個表示されています（同じ文字もあります）。4文字ずつ組み合わせて意味のある言葉をつくり，都合12のグループを編成してみましょう[3]。

田 云 ヨ 下 平 里 虎 弱 川 名 失 同 人 日 音 下
付 立 肋 伐 公 区 不 主 傘 皮 包 更 余 走 盾 正
女 呂 谷 辛 君 者 交 享 氏 甘 会 申 十 午 寸 尺

図3-17　4人編成のグルーピング・ヒント情報の例①

い ご す ほ ち た し ず り そ む つ ぺ あ ゆ だ
と き け め く び げ う ば な ん わ み か び ろ
み ご ど ん で る ぼ ぽ ま ぶ ら ぷ さ ぴ ひ こ

図3-18　4人編成のグルーピング・ヒント情報の例②

3│学生が自主的に決めるグルーピング

● 学生を信じて一任する

　教師が作成した謎をカードに託して学生にグループメンバーを発見してもらうのは，学生がそれを成すことができると信じているからですが，教師がこのような情報を提供することなく，グルーピングの一切を学生に任せている実践例があります（➡コラム「ちょっとより道」，p43）。この実践は学生がお互いに相手のことをある程度知っていなければできないと考えられがちですが，お互いのことをあまり知らない状態でも，相手のことを知りたい，知ろうという気持ちを高めるきっかけとして活用することができます（この他にも1回目の授業で，何の条件も指定せず，学生に「7つのグループに分かれてください」とグループ編成を促す授業もあります[4]）。

　しかし，それではハードルがやや高いと感じられる場合には，事前にグルーピングの参考にできる情報を全員がもつことができるようなワークをしてみてはいかがでしょうか。学生たちはワークで得られた情報をヒントに，なんとかグループを編成しようとします。それを信じて見守ることが何より大切なのです。

　学生が自分の得意とするコミュニケーションスタイルを知り，それ以外にもいくつかのスタイルがあって，自分が不得手とするものを得手とする人がいる，その反対の場合もある，ということを併せて知っておくのは，以後のコミュニケーションを円滑なものにするために必要なことです。簡便な方法で自己のコミュニケーションスタイルを分析し，その結果をもとにグルーピングを学生に考えてもらうという方法を紹介したいと思います。ここでは「コミュニケーションスタイルのインベントリー（CSI：Communication Style Inventory）」を利用します[5]。

　CSIは，「人を最も特徴づけるのはコミュニケーションのとり方である」という前提に立ち，コミュニケーションスタイルを「コントローラー」「プロモーター」「サポーター」「アナライザー」の4つのタイプに分類します（表3-4）。グルーピングに先立ってこの4つのタイプについて簡単な説明をして

41

表 3-4 コミュニケーションスタイルとその特徴

スタイル	特徴
コントローラー	行動的・野心的・エネルギッシュで，自分が思った通りに物事を進めることを好みます。過程よりも結果や成果を重視します。決断力があり，リスクを怖れず，目標達成に向かって邁進します。正義感が強く，保身的な態度を嫌い，正直で，開けっぴろげな性格です。自分の内面に目を向けるのは苦手で，他人から指示されることを嫌います。
プロモーター	アイデアが豊富で創造力があります。人と活気のあることをするのを好みます。自発的で，エネルギッシュ，好奇心も強く，細かいことはあまり気に留めません。先見性があり，変化や混乱に強く，順応性に富みます。計画を立てたり，計画通りに物事を進めたりするのは苦手です。
サポーター	人を援助することを好み，協力関係を大事にします。周囲の人たちの気持ちに敏感で，人の視点に立ってものを見るのが得意で，気配りに長けています。計画や目標設定には関心がなく，決断には時間がかかります。直観力がありますが，リスクを冒すのは苦手です。自分自身の感情は抑えがちです。
アナライザー	行動は慎重で，物事に取り組む前に多くの情報・データを集め，分析します。プランニングすることを好みます。物事を客観的にとらえるのが得意です。完全主義的なところがあり，ミスを嫌います。人とのかかわりには慎重を期し，感情をあまり外側には出しません。粘り強く，最後までやり遂げますが，変化や混乱には弱い面があります。

おきましょう[6-9]。なお，学生にはタイプ別の特徴を伝えるにとどめ，それぞれのタイプにどのように対応すればよいのかについては各自で考えるように促します。

　まずは CSI のチェックシートを使って，自分の得意とするコミュニケーションスタイルを把握します。その際，計算間違いをしないように注意を促すとともに，最高得点が複数ある場合，その学生には複数のタイプの要素があるのだと伝えます。そうやって得られた個々の学生のコミュニケーションスタイルをグループ編成のための情報の一つとして位置づけます。これらのスタイルは必ずしも等分されるわけではないので，4種類のスタイルが均等に揃ったグループばかりが作られるわけではありません。そこでグループ編成を学生に任せると，相互に話し合って，それぞれが納得するグループを作るようになります。

　看護師には患者との間に良好な信頼関係を構築すること，そのために養成段階においては共感的態度に基づいた看護の実践能力を養うことが肝要であることは，「看護師等養成所の運営に関する指導要領」（厚生労働省，2001年）や「看護者の倫理綱領」（日本看護協会，2003年）に謳われているように，看護の世界では重要で不可欠な課題ですが，このことを学生に言葉だけで伝えるのではなく，学生が実感・体感できるように工夫を施すことが必要です。看護師に求められる高度なコミュニケーション力を，その涵養を目的とした授業科目においてのみ育成するのではなく，グループワークを活用した授業科目でも育むように留意すれば，学生は日常的にコミュニケーションについて考え，実践し，その力を獲得したり，向上させたりすることができるはずです。そしてそれはグルーピングの段階から始めることができるのです。

　この他に，コルブ（David A. Kolb）が開発した学習理論（ELT：Experimental Learning Theory）[9]に基づく「学習スタイルのインベントリー」（LSI：Learning Style Inventory）[10]を用いてもグルーピングは盛り上がります。これも人が得手・好みとする学習スタイルを4つに分類するものですが，自分のスタイルを知り，知識獲得について思いを馳せる契機を提供することにもなります。ただし，LSI はヘイグループ（Hay Group）の独占的提供物であるため，チェックシートなどの詳細をここに示すことはできません[11]。

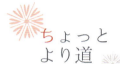

ちょっとより道 ― 学生を信じて一任する

　私の看護学校でも以前は，教員が出席番号や机の近い人や，星座や誕生日などをもとにグループを作っていました。実習においても，教員が個々の学生の成績・性格・学生同士の関係性などの分析をし，長い時間をかけてグループの配置表を作っていました。しかし，今は講義であれ実習であれ，入学直後であっても，学生にグルーピングを一任することが多くなりました。

　事前に「社会的手抜き」の話をして注意を促したうえで，自分たちで4～6人でグループを作るように伝えています。たとえば，同じような意見をもっている人や学びたいことが似通っている人を自分で見つけてグループを編成する，グループワークを通して身につけたい力をリストアップし，そのイメージを実現できるメンバーを各自が見つけてグループを作る，などがあります。また，ワークの課題事例をポスターセッションのように複数件示しておき，学生が興味のある事例，学びたいと思う事例のところに集まることでグループが自然に形成されるようにすることもあります。

　教員は基本的にグルーピングには介入しませんが，授業の内容などに応じて必要な助言はしています。たとえば，フィジカルアセスメントのように互いの身体に触れるような授業では，可能な限り気心の知れたもの同士で組むこと，車椅子移乗のように体格差があると実践が困難になる技術指導では，体格差があまりない人と組むこと，をグルーピングに先立って伝えています。ただし，パワーバランスに偏りがあるなど，グループワークに支障が出ることが明らかな場合には，学生の了解を得たうえでグループ編成に介入することもあります。

　実習では学生から希望病棟を聞き，教員が病棟人数などの微調整をしています。また，領域実習では科目を選択するのと同じように，まずは自分で行きたい実習の順番を考え，次に施設の制限人数を考慮しつつ，クラス全員で話し合って決めています。これにより，実習に行くグループメンバーが毎回異なったり，グループによって学習内容に差が出たりすることもありますが，一方的に教員がグルーピングをしていたときよりも学生同士の不調和は少なくなりました。

　学生の自主性・主体性を引き出し尊重するために，私たちは「学生が決める」ことを大切にしています。「自分で決めた」ことが支援されることで，学生は自信をもち，自分の考えを表出するようになります。加えて，教員が学生を待つという姿勢を示し続けると，やがて学生は自分たちが信頼されているのだと理解するようになります。つまり「待つ」ことは，知らず知らずのうちに，信頼関係を構築するために必要なことを自然に学ぶ足がかりをつくることにつながっていると感じています。

（水方智子）

4 | グラフィック・ファシリテーションを導入する準備

　グループワークを展開するにあたって，課題やテーマを決めるために話し合った内容，その課題を達成すべくワークを進めながら修正した方針や指針，ふと思いついたアイデア，現在検討中の課題などを見やすいかたちでメモし，あるいは図式化し，さらなる議論のための材料として，あるいは省察するための記録として保存しておくことが大切です。このような図式や記録は全体の流れを俯瞰し，メンバーの間で論点などがぶれないように確認を促す効果がありますし，そこに記録されていない事柄は何だろうかと想像力が膨らんで新しい意見やアイデアが誕生しやすくなります。頭のなかにある記憶を頼りにすると，論点がぼやけるばかりか，ともすると感情が伴ってしまい，冷静に話し合うことが難しくなってしまいます。事実を記録したものを見やすいかたちで保存しておくと，現在，何の作業をしているのか，何についてディスカッションをしているのか，あるいはここに至るまでに，どのような作業を行い，話し合いを積み重ねてきたかということについて，グループメンバーの全員が同じ認識をもち，それを共有することができるようになります[12]。

　このようにグループメンバーの記憶や認識を確認するためのグラフィック・ファシリテーションに向けてグッズをいくつか用意しておきましょう。

　最も基本的なものは白紙です。あるテーマに関する意見やアイデアをメンバーが個々に作成し，のちに互いに見せ合う場合には，B5 判あるいは A4 判の用紙を準備しておけばよいでしょう。グループメンバー全員で一つのものを作成する場合（たとえば初期の段階でテーマ設定を考えるためのマインド・マップなど），A3 判の白紙，あるいは模造紙（四六判：788×1091 mm）もしくはハーフサイズのもの（545×788 mm）を用意しておけばよいと思います。この白紙にサインペンなどを使って書き込んでいくのもよいでしょうし，メンバーのそれぞれが付箋に書いたものを紙に貼り付けていってもよいでしょう（付箋を使うときは，1 枚に一つのことだけを書くように伝えておくことが必要です）。しかしながら，そのような作品が何枚も作られる場合，紙に書かれたもの（付箋が貼られた紙）は，そのサイズが大きいほど保管が難しく，しわがよってしまったり，破れてしまったりする危険があります。できることなら破損の心配のないものに記録を残しておきたいものです。

　そのためのグッズとして「nu board」（欧文印刷株式会社）はかなり利用価値が高いものだと思います（図3-19）。水性のマーカーでの記入と消去が何度でも可能な携帯用ホワイトボードですが，ボードの他に半透明のシートが付いており，そのどちらにも文字や絵を記入することができます。また書き込みのできない貴重な資料などを半透明シートの下に挟み，その上から感想や意見などをマーカーで書くこともできます。もちろん付箋を貼ることもできます。A3 判のものは表紙と裏表紙に滑り止めがついているので，卓上に立てて置くこともできます。ボードが 4 枚，半透明シートが 7 枚で構成されていますので，A3 判の紙を使うよりは記録や保存に向いているかもしれません。これを各グループに 1 冊ずつ配付できるように用意しておけるとよいでしょう。廉価なものではありませんが，半永久的に使用できるので，費用対効果は高いと思います。

　このような道具を用意することも大切ですが，学生たちがグラフィック・ファシリテーションを理解しやすくするために，例示できるものを作成しておくことも大切です。たとえば，課題やテーマについて学生たちが自ら設定したり，与えられた課題の進め方などについて考えたりするような場合，メンバーから出されたアイデアや意見を書き留めながら，それらの関係を線でつないでいくマインド・マップが有効です。マインド・マップを知らない学生もいるでしょうから，作品例をいくつか示してあげると，これから始まる自分たちの作業をより具体的にイメージすることができるはずです。

第3章 グループワークの準備は入念に

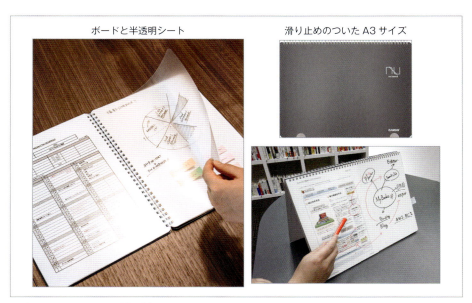

図 3-19　nu board の活用例
写真は欧文印刷株式会社より提供。

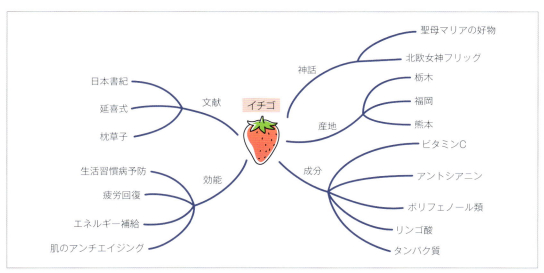

図 3-20　作業前に学生に示すマインド・マップの例①

　その作品例は必ずしも，その授業内容とリンクしたものでなくてもよいと思います。授業内容と関連づけたものを示すと，以後の思考がその例示によって左右されてしまい，自由な発想がしにくくなることも懸念されますので，テーマと直結しないような例示のほうがよいかもしれません。図 3-20 は「イチゴ」をテーマにしたときに，そこからどんなことが連想されるか，あるいはイチゴについてどんなことを知りたいと思うかといったことを放射状に広げるように描いていき，それを線でつなぐマインド・マップの例です。

　図 3-21 は，イチゴよりも，もっと身近なもの，すなわち「私」をテーマにしたマインド・マップの例です。自分で自身を見つめるとき，あるいは自分のことを人に知ってもらいたいと思ったとき，どん

45

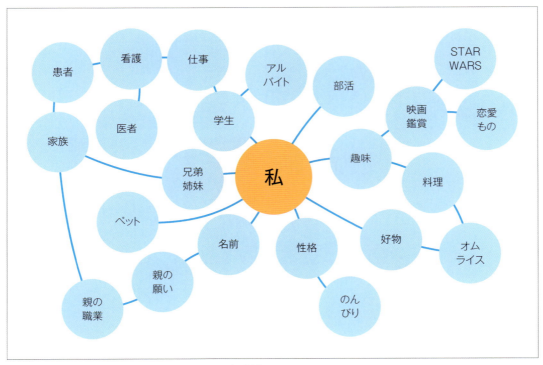

図 3-21　作業前に学生に示すマインド・マップの例②

なマップが描けるのかを示したものです。これはグループメンバー間で自己紹介をする際にも使えるでしょう。

註

1) 基本的には筆者の経験に基づくものですが，同様の見解は以下にも示されています。
   ・堤明純，他(2000)「小グループ学習における適切なグループ構成人数」医学教育 31(2)：71-75
   ・田中忠芳(2003)「総合的学習を対象とした大学演習科目における学習グループ人数と自己評価・自由感想文の分析」日本教育工学会論文誌 27(suppl)：229-232
2) 「4444」や「1234」を実際に 3 で割って余りを計算する必要はありません。「4+4+4+4」や「1+2+3+4」を 3 で割れば同じ余りが得られます。あるいは，4+4+4+4＝4×3+4，1+2+3+4＝3+3+4 なので，どちらも 4 だけを 3 で割った余りを求めても同じです。
3) 図 3-17 について，「田・云・ヨ・下」は雨冠を，「付・立・肋・伐」は竹冠を，「女・呂・谷・辛」はウ冠(宀)を，「平・里・虎・弱」は魚偏を，「公・区・不・主」は木偏を，「君・者・交・享」はおおざと(阝)を，「川・名・失・同」は金偏を，「卆・皮・包・更」は石偏を，「氏・甘・会・申」は糸偏を，「人・日・音・下」は門構えを，「余・走・盾・正」は行人偏(彳)を，「十・午・寸・尺」は言偏を，それぞれ付けると別の漢字として成立する文字です。
   図 3-18 について，「いどばた」「みみずく」「すそあげ」「ほとぼり」「むちゅう」「なでしこ」「ぴんぽん」「まめつぶ」「ぷろぺら」「わびさび」「かけひき」「ごるごだ」の 12 グループが作られます。この他に「ぬれぎぬ」を作成することも可能でしたが，グルーピングの楽しさと相反する名詞であると考えて割愛しました。さて，2 問ともおわかりになりましたか。グルーピングのヒント情報になるものは，身近なところにたくさんあります。探してみましょう。
4) 関西学院大学で，法人部専任参事とハンズオン・ラーニングセンター講師を務める森隆史氏が担当する「キャリアゼミ A」。その様子については以下の URL を参照。
   https://www.kwansei.ac.jp/news/2017/news_20170520_016681.html（2018 年 3 月 26 日閲覧）
   https://curazy.com/archives/195785（2018 年 3 月 26 日閲覧）
5) コミュニケーションスタイルのインベントリーについては，以下を参照。

・伊藤 守［監修］，鈴木義幸［著］(2006)『図解 コーチング流 タイプ分けを知ってアプローチするとうまくいく』．6．ディスカヴァー・トゥエンティワン

・『教育の方法と技術』(ミネルヴァ書房，2004)をもとにNPO法人学習開発研究所がWeb上に作成した「教育の技術と方法――チームによる問題解決のための学習ガイドブック」
http://www.u-manabi.org/nc/include/netcommons_file.php?path=/announcement/1/material.pdf (2018年3月26日閲覧)

6) 伊藤 守［監修］，鈴木義幸［著］(2006)『図解 コーチング流 タイプ分けを知ってアプローチするとうまくいく』．ディスカヴァー・トゥエンティワン
7) 鈴木義幸(2002)『コーチングのプロが教える「ほめる」技術』．日本実業出版社
8) 鈴木義幸(2002)『コーチングから生まれた熱いビジネスチームをつくる4つのタイプ』．ディスカヴァー・トゥエンティワン
9) Kolb, D. A.(1984)：Experiential learning：experience as the source of learning and development. Englewood Cliffs, NJ：Prentice Hall
10) Kolb, D. A.(1999)：Learning Style Inventory Ⅲ. Boston, MA：Hay Group
Kolb, D. A., et al(2013)：The Kolb Learning Style Inventory 4.0：Guide to Theory, Psychometrics, Research & Applications. Experience Based Learning Systems
11) 柳原 光［監修］(1976)『CREATIVE O.D.1』：37-38．プレスタイム
12) 堀 公俊，他(2006)『ファシリテーション・グラフィック――議論を「見える化」する技法』．日本経済新聞社

第 **4** 章

グループワーク初日の 楽しさを演出する

　グループワークに向けての準備はおおむね整いました。しかし，いかに楽しくグループが編成されたとしても，それだけではグループワークは始動しません。学生がグループワークの意義や価値を理解しているか，ワークを進めるにあたって注意すべきことを知っているか，そのことを確認し，必要に応じて予感させたり，擬似的に体験させたりする必要があります。本章では，グループワークの初日に学生に対してどのような働きかけをすればよいのかを考えていきます。

1 ｜ グルーピングを工夫する──「後楽体験」のすすめ

　第3章で，教師があらかじめ考えておいたグループのメンバー構成を別の形の情報(謎)に変換して伝え，学生がその謎を解くというゲーミフィケーションの要素を採り入れた方法を紹介しました。この謎解きのプロセスにおいて，学生のなかにはリーダーシップを発揮して全体の情報を集めたり，その情報を皆が見えるように黒板(白板)に書き出したりするなど，グループワークに必要な所作を自然にとる者が現れるでしょうし，グループメンバーを発見したときにはアドベンチャーを乗り越えたような一種の達成感が味わえるということもお伝えしました。その方法に不足はないのですが，グループワークに必要なことをさらに盛り込み，学生がそのことに気づけるように促すこと(あるいは気づけなかったときには，以後，そのことに留意してほしいと伝えること)ができるグルーピングの方法があります。

　情報を記したカードを学生に手渡すのではなく，学生の背中に貼り付けるのです。そのカードには手渡す場合と同じように，4人(ないしは5人)で一つのグループを作ることのできる情報が書かれていますが，自分がどのような情報をもっているのかはわかりません。そこでグルーピングに先立って次のようにアナウンスします。

　「自分の背中に貼られているカードに書かれていることを知りたい人は，他の人に質問することができます。ただし，同じ人に二度質問してはいけません。また，カードにどのようなことが書かれているかを尋ねてもいけません。相手が Yes か No で答えられる質問だけが許されます」。

　多くの学生は他の学生の背中に貼られているカードを見ながら，自分の背中の情報の種類を予想して質問を繰り返します。これにより数多くの学生とコミュニケーションをとる機会が生まれるのです

が，このグルーピングの真のねらいはそこにはありません。他の学生の背中に貼られている情報を見ているうちに，自分を含まない4名が構成するグループを発見し，それを当事者に伝えるチャンスが生まれます。そのチャンスを活かし，自分の背中の情報を知るという楽しみを後回しにして，他のグループの編成を手伝えば，わずか10分足らずでグルーピングを終えることができるのです。その「気づき」が広がれば他のグループの編成を手伝う人が増えるので，やがて後回しにした自分も必ず所属するグループメンバーと出会えるはずです。

　ホスピタリティが自然に引き出されるこの方法には，サーバント・リーダーシップのヒントが隠されています。以下にロバート・K・グリーンリーフ（Robert K. Greenleaf）の言葉をその著書より引用しながら，簡単に説明していきたいと思います[1]。

　サーバント・リーダーとは，声が大きく，行動力があって，ぐいぐいと人を引っ張っていく従来型のリーダーではなく，一見したところ，さほど目立ちはしないけれど，ここぞというときに，静かに，しかし確かに支えてくれる奉仕型のリーダーのことです。第1章において，チーム医療が進められるなかで，看護師にはサーバント・リーダーシップが期待されると書きましたが，ホスピタリティの豊かな看護師こそ，奉仕の心をもって人に尽くすことができるからです。「力強く引っ張っていく人についていこうと思うか，それとも奉仕の心をもって自分に尽くしてくれる人についていこうと思うか」と問われたとき，多くの人はおそらく後者を選ぶでしょう。「人々は共通の目的を達成しようとするモチベーションによって内側から駆り立てられる」ので，人々の「外側からモチベーションを引っ張ってくる」リーダーよりも，内側から「その人のもつ最良かつ最高の性質を引き出して鼓舞し，高める」リーダーを，人は支持し，ついていくものだからです。

　自分の背中に貼られたカードに書かれている情報を，数多くの人への質問を重ねながら，なんとかして自分で獲得しようとするのではなく，グループメンバーを見つけるという共通の目的を達成するために，自分のことは後回しにして，グループメンバーといち早く出会いたいという他者の望みをかなえようと動き出すのは，まさにサーバント・リーダーとしての立ち居振る舞いと考えてよいと思います。サーバント・リーダーとは，「他人にとって優先順位の高いものがその人に与えられているかどうかを気づかう」存在であり，それを実現するために，「相手の立場で考え，相手の気持ちを推しはかる能力に磨きをかける」という努力をいとわない人なのです。

　残念なことに，現行のほとんどの教育プログラムには，「リーダーとなる素質がある人材に，リーダーシップとは何かを教え込んでいない」という問題点があります。ホスピタリティの高い学生，その潜在能力を有する学生に，ぜひともサーバント・リーダーシップについて考える機会を与えたいものです。その際，理詰めで語るのではなく（そもそもサーバント・リーダーシップという考え方は実践知に基づくものなので），たとえば次のようなエピソードを紹介してみてはいかがでしょうか（前掲書より引用）。

　「看護学校の2年生のとき，教授が私たちに小テストをしました。私は難なく問題をこなしていったのですが，最後の問いを読んで愕然としました。『学校の掃除をしてくれる女性のファースト・ネームは？』。これはジョークに決まっている，と思いました。清掃係のその女性を見かけたことは何度かありましたが，名前なんてわかるはずがありません。私は答案を提出しましたが，最後の問いは空欄のままでした。授業が終わる前，ひとりの生徒が，最後の問題も採点の対象になるんですかと聞きました。『もちろんだよ』と教授は答えました。『これから先，仕事のうえで君たちはたくさんの人に出会うだろう。その誰もが重要なんだ。その人たちに注意を払い，気を配ってほしい。にっこり笑いかけたり，やあ，と声をかけたりするだけでもいいんだ』。私はその教訓を忘れたことがありません。それから，その清掃係の女性の

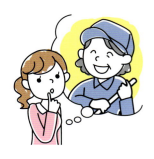

名がドロシーだということも覚えました」。

　エピソードに登場する「清掃係」を実在する別の誰かに置き換えて，学生に尋ねてみるのもよいかもしれません。サーバント・リーダーの生き方の指針は「『良心』，つまり善悪の区別をつける，心のなかの道徳的感覚」にあるとされます。それはつまり物事を判断するにあたって「好き嫌い」を優先するイドレベルや「損得」で選択を決めるエゴレベルではなく，スーパーエゴレベルでの判断がなされるということです。サーバント・リーダーシップの涵養は学生の心の成長とともに実現していくものなのです。

　グルーピングが終わった後に，サーバント・リーダーシップに関する話を提供すると，自分（の楽しみ）を後回しにするということ（後楽）の意味が確かに学生に伝わるはずです（その際，サーバント・リーダーシップという名称をわざわざもち出す必要はないかもしれません）。このように，グルーピングにおいてさえも工夫次第で今後のグループワークにおいて望まれることや，看護師として期待されるものを疑似体験することができるのです。

　もし，学生たちが自分のことを後回しにしないままグルーピングが完成した場合には，「もっと早く，そして確実にグルーピングを成功させる方法がありました。さて，それはいったいどういうものでしょう」と問いかけるようにしてみてください。この問いかけがないと，自分たちはグルーピングに成功したという感覚だけが残ることになってしまうからです。学びのチャンスはそこここにあるということを忘れないようにしたいものです。

2｜グループの体温を上げる—自己紹介でアイスブレイク

　グループが編成された後，アイスブレイクをするとさらに場が盛り上がります。工夫されたグルーピングでようやく仲間と出会えたという印象が残っていると，その効果はさらに高まります。

　アイスブレイクの方法はいくつも編み出されており，いずれも相応の効果が見込まれるものですが，ここではグループメンバーの名前を覚え，グループ名を考えるきっかけも得られる方法を説明します。学生のなかに自己紹介を不得手とする者は必ずいますし，一通りの自己紹介が終わった後にメンバーの名前を尋ねても答えられないということもよくあります。しかし，それは自己紹介において伝えるべきことを設定していないためであり，名前を覚える作業に集中できていないためでもあります。名前を確実に記憶する方法には幾通りかが考えられますが，筆者の経験から最も記憶が鮮明となる方法を紹介します。

　1グループ4人編成の場合，横並びに座った2名二組が対面するデスクにおいて，まずは隣同士で自己紹介をします（図4-1①の「AとB」ならびに「CとD」）。その際，相手が自分の名前を漢字で書けるように説明します（ひらがなやカタカナの場合はその旨を伝えます）。たとえば「みうらまことで

第4章 グループワーク初日の楽しさを演出する

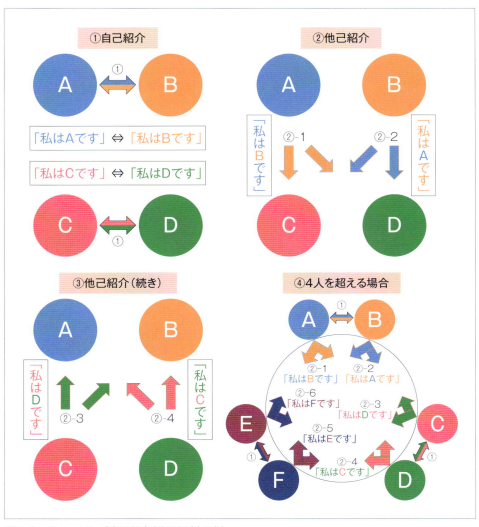

図4-1 ミラーリング自己紹介(他己紹介)の例

す。三寒四温の三に，津々浦々の浦，真実一路の真にビルマの竪琴の琴です」というように。そのうえで，最近の1週間で体験した嬉しいことを一つ言い添えるようにします。自己紹介の間，メモをとることは禁じ，記憶に専念することを周知しておきます。隣同士で自己紹介を終えたら，続いて対面で自己紹介(正確には他己紹介)をします(図4-1②)。最初の話者AはBではなく隣に座っているBの情報を対面の2人C，Dに伝えます。続いて，BがAの情報を対面C，Dに伝えます。最初に情報を伝えられた側(CとD)からも，同様の手はず(CがDのことを，同じくDがCのことをそれぞれA，Bに伝えるかたち)で他己紹介を行います(図4-1③)。員数が4人を超え，しかも偶数である場合(お薦めはしませんが，やむをえず6人編成にしなければならない場合)には，隣同士で行う自己紹介は図4-1①に示したとおりに行いますが，他己紹介は同図②や③に示したかたちではできなくなるので，すべてのメンバーを対象に隣人の紹介を行うというかたちをとります(図4-1④)。これらの作業を開始する前に，他のメンバーの名前を確実に記憶しているかどうかを抜き打ちで確かめるとアナウンスしておくと，学生は一所懸命に名前を覚えようとします(しかし実際に確認をする必要はありません)。

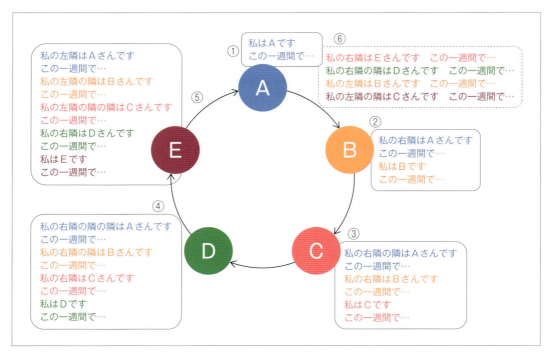

図4-2　メンバーが奇数時の自己紹介の例（積み木型自己紹介）

　グループメンバーの数が奇数の場合には別の方法を考えます（図4-2）。時計回りもしくは反時計回りに他己紹介する人数を増やしていく方法（積み木型自己紹介）を用いると，学生は緊張し，集中して名前などを覚えようとします。話者Aが隣のBに向かって，自分の名前と1週間で嬉しかった出来事を伝えます。それを伝え聞いたBは隣のCに対して，Aの情報と自分の情報を伝えます。CはAとBの情報をDに伝えたのちに自分の情報を付け加えます。DはA，B，Cの情報と自分の情報を併せてEに，EはAからDと自分に関する情報のすべてをAへとリレーします。この方法を用いると最初に自己紹介をした人の負担が小さすぎると感じるメンバーもいるでしょうから，最後にAが（あるいはBも一緒に）全員の情報を復唱するというかたちをとるとよいでしょう。

　ここまでの作業で，グループメンバーは確実に他のメンバーの名前と，この1週間で起こった印象的な出来事を記憶しています。ここでグループ名の作成をもちかけます。メンバー構成に配慮した場合にはグループに共通点が少なくなるように編成してあるので，グループ名のきっかけは「1週間で印象に残っていること」ならびにそこより広がる会話の裾野にあります。その会話のなかに接ぎ穂を見出しながら，学生たちは自らの所属するグループの名前を生み出そうと考えます。なおグループ名を決定するにあたって，その理由を後で他のグループにもアナウンスする旨を伝えておくと，学生は愛着を感じられるネームを創案するようです。

　グループ名を記したネームプレートは，これを教師が作る場合はグループワーク初回の授業後の作成となります。次回の授業時，教室に入ってきた学生は前回の授業でグループを結成したその場所にグループ名の記された三角柱のあることに気づき，驚き，やがて笑顔になります。しかしながら，グループワーク初回の授業時に，自分たちでネームプレートを手作りしたほうが（そして，そこにさまざまな情報を盛り込んだほうが）どうやらより強く愛着を感じるようです（図4-3）。ネームプレートを学生に作ってもらう場合には，紙，ペン，テープなど，必要なものをあらかじめ揃えておきましょう。

　以後，学生は，授業やクラスに，というよりは，1回目の授業で自らがたどりついたグループに対し

第4章 グループワーク初日の楽しさを演出する

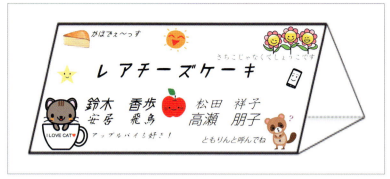

図 4-3　学生の手作りによるネームプレートの例

て帰属意識をもつようになります。

3 | グループワークで留意すべきことを体験する

　三人よれば文殊の知恵と言います。しかし，複数のメンバーが集まれば必ず名案が生まれるとは限りません。互いの見解の相違ばかりが際立ち，それを一つの意見としてまとめることなど不可能である，そのような印象を抱いてしまう場合もあります。ここに至るまでの作業で，グループの体温はかなり高くなっているはずですが，以後の展開の成否をグループの体温だけに任せておくわけにはいかない理由がここにあります。グループワークという共同作業を始めるにあたって，相互に異なる意見をどのようにまとめていくのかなど，知っておかなくてはならないことがあるからです。

●「認知差」を体験する

　意見をまとめる前に，同じ話を聴いても，そのとらえ方は人それぞれである，すなわち，そこに「認知の差」があるということを，体験を通して確認しておく必要があります。人によってとらえ方はさまざまであるということは頭ではわかっているつもりでも，実際には他者も自分と同じように物事や言葉を解釈していると考えてしまいがちなのです。グループワークを始める前にこのことを体験し，以後，常に「認知差」のあることに留意するようにと働きかけてみましょう。そのために用意するものは学生一人につき白紙1枚です。A5判（A4の半分）で十分です。学生には次のような指示を出します。

　「今から私の指示にしたがってください。なお，質問は受け付けませんので，注意深く話を聴くようにしてください。お手元の白紙には図形を描いていただきますが，自分の描いたものを他の人に見られないように注意してください。まず，その紙の中央に四角形を描いてください。描き終わったら，紙を裏返しにしてください〔全員が描き終わり，紙を裏返したことを確認します〕。次に，その上下に円をバランスよく3つ描いてください」[2]

　グループメンバー全員が描き終わったら，その絵を互いに見せ合うように指示します。四角形1個と円を3個描くだけのワークであるのに，紙に描かれた図形あるいはその描き方が実に多種多様であることに学生は気がつきます（図4-4）。その違いをより明瞭に把握するために，次のような質問を投げかけてみましょう。たとえば，四角形を描くにあたって，紙の中央を求めるために紙を四つ折りに

53

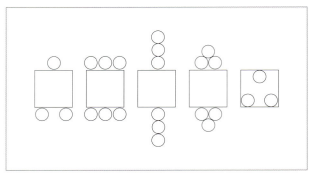

図 4-4　認知差体験で描かれる図の例

した人，四角形を描くのに定規を用いた人，四角形という指示を受けて正方形を描いた人（同様に，長方形あるいは平行四辺形またはひし形あるいは台形を描いた人），大きな四角形を描いた人（小さな四角形を描いた人），その四角形と同じ面（あるいは裏側の面）に円を描いた人，同じ面に四角形と円を描いた人のなかで円を四角形の内部（あるいは外部）に描いた人，円を四角形の上に1個，下に2個描いた人，円を四角形の上にも下にも3個ずつ描いた人，といったことを問いかけ，きわめてシンプルな指示であったのに，描かれる絵に違いのあること，つまり認知に差のあることを知ってもらいます。

グループワークを進めるにあたって，ある事柄に対し，メンバーの間で違う意見が出てくるのは自然なことなので，無理に意見をそろえようとせずに，意見の違いを受け容れていくようにしようということも伝えておきましょう。

●「もどかしさ」を体感する

自分が思っていること，感じていること，考えていることをなかなかそのとおりに伝えることができずに，あるいはそのことをきちんと理解してもらえずに，もどかしい思いをしている人がいる（場合がある），ということを知っておくのも大切なことです。このことを体感するために，塗り箸と小豆（もしくはたまごボーロあるいはアーモンドチョコレートなど），そして紙皿2枚もしくは紙皿1枚と紙コップ1個を各グループに用意します。用意する小豆などの個数は「3〜5粒×メンバー数」が手頃です（アーモンドチョコレートの場合は数を少なくしてもかまいません）。

はじめに利き手で箸を使い，小豆などを小皿から他方の小皿（もしくは紙コップから紙皿）に移動します。一人当たり3〜5粒程度を動かし，グループメンバー全員ですべての小豆などを移動する作業を終えます。次に，利き手とは反対の手に箸を持ち，先ほどと同様の作業をします。利き手と同じように箸を使えばよいだけなのに，なかなかそうはいかず，多くの人が間違いなくもどかしさを感じます。傍から見ていると「もうちょっと，持ち方を変えればできるのに」と思ってしまいますが，当事者にはそうとわかっていてもできないのだということを，わが身を振り返ることで知り，以後のグループワークにおいてメンバーがもどかしい思いをしているのではないかと案ずることが大切であることを学生に理解してもらいます。

他人のもどかしさは自分のもどかしさと同じである，明々白々なことですが，これをきちんと確認しておくことがとても大切なのです。このことは，自分の身体の具合を適切に伝えることができない患者のもどかしさを理解することにも通じるので，グループワークに留まらず，日常生活のなかで，そして将来の職業生活のなかでも，常に心がけるようにと伝えましょう[3]。

なお，塗り箸で小豆をはさみ，移動させる作業には時間がかかることがあります。時間に余裕がな

い場合にはアーモンドチョコレートがよいでしょう(たまごボーロだと作業が簡単だという印象を多くの学生が抱くようです)。

●「傾聴」の難しさと大切さを実感する

　「人の話というものは,聴いているようで,実はあまり聴いていない」ということも体験して確認してもらいましょう。グループワークを進めるうえでコミュニケーションは間違いなく必要ですが,ともすればコミュニケーションを発話の側からしか考えず,傾聴することの肝要なることを忘れてしまうことがある,ということを学生に体感してもらいます。

　「『話す』の反対は『聞く』ではない。『話す』の反対は『待つ』だ」というアフォリズムがありますが[4],傾聴とは,すなわち相手の発話を待つことから始まるのだと考えるのはとても大切なことです。しかし,その前に「きちんと聴く」ことがいかに難しいのかを再確認してもらいましょう。このことを体験してもらうための素材がいくつかあります。

　「今から話すことをきちんと聴いて,すぐに答えてください。ボストンとニューヨークの間を特急が走っています。どちらから出発しても目的地までの所要時間は同じですし,どちらの列車も正確に同じ速さで走ります。ある特急列車がボストンからニューヨークに向けて出発しました。その1時間後に,ニューヨークからボストン行きの特急列車が出発しました。これらの列車がすれ違うとき,ニューヨークにより近いのはどちらの列車でしょう」[5]

　多くの学生がニューヨーク発の列車と答えてしまいます。2つの列車がすれ違うのですから,そのときはボストンからの距離にせよ,ニューヨークからの距離にせよ,同じです。2つの列車がすれ違う地点はボストンよりニューヨークに近いのですが,すれ違う地点がニューヨークに近いということと,ニューヨーク発の列車の位置とを混同してしまうのです。きちんと耳を傾け,落ち着いて考えれば誰にでもわかる問題なのですが,急いで答えなければならないという気持ちがあると,このようなミスをしてしまうのです。次のような問題でも傾聴の難しさを体験することができます。

　「今から話すことをきちんと聴いて,すぐに答えてください。あなたは7人の相手と直線のトラックで2回競争します。1回目のレースで,あなたは2位の選手を追い越しました。あなたの順位は何位でしょうか」[6]

　答えは2位なのですが,あわてて1位と答えてしまう学生がいます。

　「2回目のレースでは,あなたは最下位の選手を追い越しました。あなたの順位は何位ですか」

　学生は戸惑いながら「6位」とか「7位」といった答えを示しますが,「最下位の選手を追い抜くことはできない」ということに気づかなければなりません。問いを出されたら,答えなければならない,できるだけ早く正解にたどり着かなければならない,そのように身構えていると,あるいは,1問目で正解を出したことに気をよくしてしまっていると,このような落とし穴(矛盾)をうっかり見過ごしてしまうのです。

　次に紹介するのは,やや長めの問題です。用いるのはスワヒリ語で作られたアフリカでは有名なクイズ,ならびにその続編です(以前にリプトン®のCMで使われたことがありますが,若い人たちは知

55

らないようです)。前半はスワヒリ語の入門テキストにも載るほど,ポピュラーなものです。出題するにあたって,この問題がスワヒリ語で作られたものであることは,きちんと伝えておきます。

「冷蔵庫に象を入れるために必要な3つの条件とは何でしょう」

このように学生に問いかけます。大きな冷蔵庫を用意する,小型の象を品種改良する,もしくは象を切り刻む,等々,それだけでは冷蔵庫に象を入れることができない回答ばかりが出てくるはずです。あるいは「『れいぞうこ』のなかにはすでに『ぞう』が入っている」という珍回答が出てくることもあります。その場合には,冒頭でこれはスワヒリ語で作られた問題だと案内したことを思い起こしてもらい,きちんと話を聴きましょうと注意を促します。

なかなか正解が出てこないときには,目先を変えてみます。「ナトリウムの炎色反応を知るために必要な3つの条件は何でしょう」と別の問いを示します。学生からは,ナトリウムを用意する,火を用意する,といった答えが返ってきます。しかし,それだけではナトリウムが燃えたときの炎の色を見ることはできません。こちらの問題の答えは

1. ガスバーナーの栓を開ける
2. マッチなどで火をつける
3. ナトリウムを燃やす

です。ナトリウムの炎色反応を確かめようと言っているのですから,そこにはすでにナトリウムやマッチなどが用意されていることが前提となっているはずですし,燃えた炎の色を確かめるために必要な作業は何なのかということをシンプルに考える必要があります。グループワークをしていると,話が先に進まなくなることがありますが,多くの場合,ものごとをシンプルに考えることを忘れてしまっていることに原因があるのだということを伝えてあげましょう。

さて,先ほどの象と冷蔵庫の問題に戻ります。こちらも前提の確認とシンプルに考えることが同様に大切であると伝えます。こちらの答えは

1. 冷蔵庫の扉を開ける
2. 象を入れる
3. 冷蔵庫の扉を閉める

です。冷蔵庫に象を入れると言っているのですから,象が入るほどの大きな冷蔵庫はあらかじめ用意されていたのです。

さらにクイズを続けます。

「この話には続きがあります。キリンを冷蔵庫に入れるための4つの条件とは何でしょう」

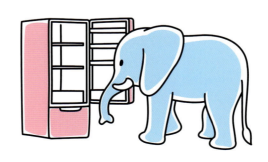

第4章 グループワーク初日の楽しさを演出する

　この問いに対する4つの条件のうち，3つについてはすでに学習済みですから，残る1つの条件が何であり，それをどの場所にはめ込めばよいのかを考えればよいのです。「キリンの首を折る」という答えはなしですよとあらかじめ伝えておいてもいいかもしれません。

1. 冷蔵庫の扉を開ける
2. 象を出す
3. キリンを入れる
4. 冷蔵庫の扉を閉める

　これが正解です。象とキリンを一緒に入れることができるほど大きな冷蔵庫ではなかったということで笑いを誘うクイズなのですが，このようなゲーミフィケーション的なアプローチをときどき採り入れるのがよいと思います。
　さて，ここからはさらなる続編です。

　「この話には続きがあります。百獣の王ライオンがすべての動物に自分のところへ集うように号令をかけました。しかし，その号令にしたがわなかった動物がいます。それは何でしょう」

　答えはキリンです。理由は「現在，冷蔵庫の中にいるから」なのですが，「この話には続きがあります」と断っているのにもかかわらず，キリンを冷蔵庫に入れたこととライオンが号令をかけたこととを結び付けて考えられる学生はきわめて少ないようです。ここでさらに一つ質問を加えます。

　「この話には続きがあります。目の前に川があります。橋は架けられておらず，ボートもありません。勢いをつけて走って飛び越えられるほどの川幅ではありませんし，ターザンが巧みに操るようなツル科の植物もありません。泳いで渡ることのできる川幅なのですが，そこには人食いワニがいます。さて，どうやってこの川を渡ればよいでしょうか」

　ライオンの話で「人の話を丁寧に聴く」ことの意味を把握した学生は，この問題に答えられますが，それでも正解を見つけられない学生のほうが多いようです。答えは「泳いで渡る」，その理由は「人食いワニはライオンの前にいるから」です。
　ことほど左様に，人は聴いているようで，実は聴いていないのだということを知っておくと，聴いていることを無条件の前提にしてグループワークを進めてしまうことを防ぐことができるようになります。このように必要に応じて発話内容の確認が相互にできるように促してみましょう。

4｜グループワークの難しさと楽しさを予感する

　「後楽体験」や「認知差体験」，「もどかしさ体験」，そして「傾聴体験」をしておけば，グループワークをつつがなく始められるかというと，必ずしもそうではありません。ここで体験（体感）したことは，グループワークにおいて留意すべき初歩的な事柄でしかないのです。大切なのはグループワークの難しさと，それゆえの，あるいはそれ以上の楽しさをもあらかじめ知っておくことなのです。
　グループワークの楽しさを学生に予感してもらうためのワークをいくつか紹介しておきましょう。それは，そのままグループワークの予行演習にもなります。そのすべてを授業に採り入れる必要はありません。時間的余裕と教室の雰囲気などを勘案して，適切と思われるものを選んだり，新たに作ったりすればよいと思います。

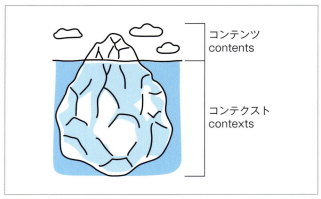

図 4-5　言葉の背景を知る

● 文脈を読み取ることの大切さを知る

　メンバーがグループでの話し合いのなかで語った意見にも，思わずもらした言葉にも，必ずそのメンバーの考え方あるいは考え方の癖や経験などが映し出されています。あるいは，そのときの状況をそのメンバーがどのように解釈していたかということも言葉には反映されます。相手の言ったこと，言いたいことを理解するために，「なぜ，そのような話をしたのか（しているのか）」，その背景となるものを読み取らなければなりません（図 4-5）。言葉や動作のような明示的でその内容が把握しやすいもの（コンテンツ）の背景には，必ずしも明示的ではない文脈や状況（コンテクスト）があります。この文脈（コンテクスト）への眼差しが必要であることを学生に伝えたいものです。

　それはコミュニケーションには不可欠の営みです。もちろん，そのような背景や背景が織り込まれている「文脈」を読み取ろうとする姿勢が大切であることは誰もが知ってはいますが，誰もが常に意識して実践しているわけではありません。かといって，そのようなことを「常に意識するように」と呼びかけても，意識するのはその場限りになってしまいかねません。もとより，このような力は一朝一夕で身につけられるものではありませんから，そっと手を添え，じっと待つ姿勢が大切ですが，「文脈」への眼差しを携えていると，コミュニケーションの奥行きや裾野を楽しむことができるようになる，ということを体験する機会を提供してもよいのではないでしょうか。これはあくまでもグループワークを開始する前のウォーミングアップなので，作業自体はライトタッチなものでいきたいと思います。

　筆者が好んで用いるのは「『私は犬です』という日本語の文章を可能な限り，多くの英文に変換しましょう」という問題です。ほとんどの学生が "I'm a dog." あるいは "My name is Dog." という英文を思いついたまま，思考を止めてしまいます。これは，相手の話した内容を言葉の字面だけでとらえると，それ以上に思考が及ばなくなってしまうことに類似しています。この誰もが真っ先に思い浮かべる英文だけが正解だとしたら，筆者の質問が問いとして成立していないことになります（そもそも 2 番目の文章が成立するのかどうかも怪しいところです）。問いとして成立しているからには，どこかにこの問いを解くための糸口があるはずだ，学生にはそのように考えるように促します。

　この問題の要諦は「文脈の読解もしくは推測」にあります。しばらく待っても，上の 2 文以外の英文を作ることができないようでしたら，学生に別の質問「あなたの好きな動物は何ですか」を投げかけてみます（「猫です」と答えてくださいと決めておくのもよいでしょう）。「猫です」と学生が答えたら，「私は犬です」と応じます。ここで何割かの学生が「問い」の意味に気づきます。「あなたの嫌い

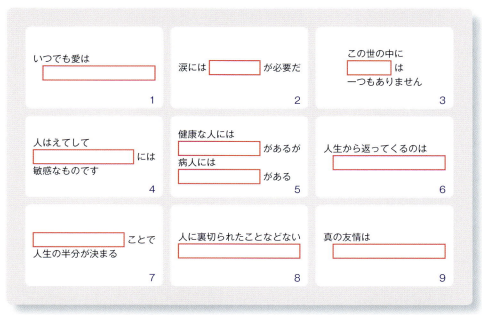

図 4-6　アフォリズムを用いた練習

な動物は何ですか」あるいは「あなたがかわいがっているものは何ですか」「あなたは何の写真を撮ることが多いですか」等々，"I（私）"が"dog（犬）"を選択する状況・文脈を勘案すれば，英文は枚挙に暇がないほどたくさん出てきます。つまり，どのような状況にいると，「私は犬です」という言葉を発するのか，それを推測することが大切だ，ということです。

　パーソナルワークに限らず，グループワークにおいては，いやグループワークにおいてこそ，文脈の解釈あるいは推測が重要であることを伝えるとともに，そのような解釈や推測がメンバーによって異なることも忘れないようにしようと学生には確かに伝えておきたいものです。

パーソナルワークの結果を尊重しながらグループで編集する

　この他にも練習問題はいくつも考えられますが，大切なのは正解が唯一無二ではなく，メンバーの誰もが自由に発想できるもの，できることならなるべく短時間で考えつくものを選ぶことです。最適解のない問いを解く体験は，グループワークが始まった序盤に別のかたちでその機会を提供することを考えているので，ここでは簡便なものを紹介することにします。

　たとえば図 4-6 のようなものはいかがでしょうか。これは著名人のアフォリズムの一部を空欄にし，あなたなら「どのような言葉をここに入れますか，考えてみてください」という問題です。もとは著名人のアフォリズムなので，それが正解といえば正解なのですが[7]，ここでは正解にたどり着くことではなく，自由に発想すること，ならびに，それをメンバーが互いに認め合ったうえでグループを代表する作品を，全員で話し合いながら，場合によっては修正を加えて選ぶというところに，ねらいがあります。

　この作業はパーソナルワークから始めます。その際，例示された文章がアフォリズムであることを伝える必要はありません。メンバー各自が空欄に埋める言葉を見つけたり，創ったりした後，グループメンバー間でそれを共有し，話し合ったうえでグループとしての作品を決定します。グループで決定した作品をその選定理由と併せて全員の前で発表します。プレゼンテーションのプチ・リハーサルを兼ねたものと考えてもよいかもしれません。

パーソナルワークの成果をそのまま個人の作品・結果として保管するのではなく，それをグループメンバーと共有し，場合によっては，修正するという作業は，多くの受講生にとって新鮮な営みとして受けとられるようです。他の学生がどのような作品を編んだか，その作品群のなかからグループがどの作品を選んだのか，誰もが他のグループの様子をとても気にするワークになります。プレゼンテーションのちょっとした予行演習になるとともに，他のグループのプレゼンテーションに耳と目を傾ける練習にもなります。

第4章ではグループワークの初日に，以後の展開をより効果的にするために学生に体感あるいは予感してもらいたいことについて，いくつかの例を示しました。このような作業が実はグループワークの予行演習にもなるのです。

註

1) ロバート・K・グリーンリーフ［著］，金井壽宏［監訳］(2008)『サーバントリーダーシップ』，英治出版
2) 「GWTネットワーク」のホームページより引用。
   http://www.eva.hi-ho.ne.jp/kumasan/jisyuu/jisyuu1.htm(2018年3月26日閲覧)
   ※この実習の著作権は「GWTネットワーク」が所有しています。この実習は自由にかつ無償で利用できますが，その際必ず出典(「GWTネットワーク」のホームページより引用)を明記，または口頭でご案内ください。また資料として複写・複製(プリントアウト含む)，または，テキスト・書籍に掲載する場合は必ず「GWTネットワーク」にメール(kumasan@eva.hi-ho.ne.jp)で許諾を得てください。基本的に営利目的以外の場合はご連絡いただければ無償で利用できます。
3) この方法は理学療法士を養成する教育機関の学生に教えてもらいました。リハビリテーションを支援するために，利き手ではないほうの手の使い方(の難しさ)を体験して知っておくこと，あるいは，それを使えるように訓練しておくことは，脳の活性化をもたらすのみならず，両手・両足の動きを必要とするリハビリテーションにはきわめて重要なことなのだそうです。
4) フラン・レボウィッツ(作家)の言葉。
5) レイモンド・M・スマリヤン［著］，川辺治之［訳］(2013)『この本の名は？─嘘つきと正直者をめぐる不思議な論理パズル』，日本評論社に掲載されている問題を一部改変したものです。なお，原著はRaymond M. Smullyan (1978)：What Is the Name of This Book?：The Riddle of Dracula and Other Logical Puzzles. Prentice Hall
6) 「とんちクイズ，難問など発想力と論理で解く大人のクイズ」より引用しました。
   http://yamahiro8.info/quiz/1147(2018年3月26日閲覧)
7) 図4-6のオリジナルは下記のようになります。
   ①岡本太郎氏の「いつでも愛はどちらかが深く，切ない」
   ②宇宙飛行士の独白で「涙には重力が必要である」
   ③渡辺和子氏の「この世の中に無駄なものは一つもありません」。この後，「無駄にすることはできますけれども，すべてのことを自分で受け止めて，自分の成長のための栄養にすることができます」と続きます。
   ④日野原重明氏の「人はえてして自分の不幸には過敏なものです」，この続きが「誰しも幸福を望みますが，それを実感することにおいてはきわめて鈍感です」となります。
   ⑤寺田寅彦氏の「健康な人には病気になる心配があるが，病人には回復するという楽しみがある」
   ⑥斎藤茂太氏の「人生から返ってくるのは，いつかあなたが投げた球」
   ⑦孫正義氏の「登りたい山を決めることで，人生の半分が決まる」
   ⑧高倉健氏の「人に裏切られたことなどない。自分が誤解していただけだ」
   ⑨ジョージ・ワシントンの「真の友情はゆっくり成長する植物である」で，この後「友情と呼ぶにふさわしいところまで成長するには，度重なる危機にも耐え抜かねばならない」と続きます。

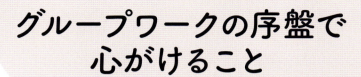

第5章 グループワークの序盤で心がけること

　グループワークの初日には，以後の作業をより効果的に展開するために必要と思われることをいくつか学生に体験してもらいました。グループワークで留意すべき事柄は実に多岐にわたるので，初日だけの体験では十分ではありません。かといって，いちどきに多くを詰め込むと，記憶が曖昧で希薄なものになってしまいかねません。そこで初日に体験すべきことについては，これを厳選しました。しかし，一度だけの体験では覚束ないところもあるので，2回目以降も同様のワークをしたいものです。とはいえ，予行演習ばかりでなかなか本題に入らないでいると，学生が不安を覚えてしまうかもしれません。2回目以降しばらくの間は，授業の冒頭の時間を使って留意すべき事柄を体験あるいは確認するワークをするとよいでしょう。

　大切なのは，ある程度，継続することです。それが毎回の授業のアイスブレイクの役割を果たすとともに，グループワークのウォーミングアップにもなるはずです。

1｜相手の立場になって考えることの大切さを体験する

　「他人の立場になってものを考えなさい」，おそらく多くの教師がこの台詞を何度か口にされたことがあると思います。他者の立場を慮る，これは全く正しいことですが，学生が頭でわかっているだけでなく，それを日々の実践に反映できているかどうかを教師は確認する必要があります。それとともに，学生も日頃の己の姿を省察する機会をもつ必要があります。「他人」が意味するのは患者のことだけではありません。相手が患者なら，その立場になって考えることができる(に違いない)というのは，誤った思い込みです。日頃から，分け隔てなく「他人」の立場になって考え，その人の気持ちに寄り添うという経験を積み重ねておかないと，いざというときに，その思いやりをなかなか発揮できるものではないと知らなければなりません。

　頭でわかっているつもりでも，それが日常的に実践できているとは限らないということを体験してもらうのに，次のようなワークはいかがでしょうか。それはパフォーマンスによって「相手の立場を勘案する難しさと大切さ」を体験・観察するものです。

　用意するものは，椅子2脚と衝立，スケッチブック，ペン，はさみ，じょうろ(ミニサイズ)，木製の独楽，単純な円柱形のペン立て，針金(ある程度直径が太く，幾重にも巻いてあるもの)です。パフォーマンスは3回行います。各回，前方・後方それぞれの椅子に座る人を入れ替えるのがよいでしょう(都合，6名がパフォーマンスに参加することになります)。衝立を挟んで前後に椅子を一脚ず

61

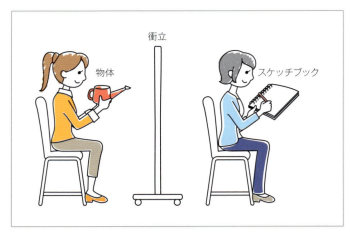

図 5-1　相手の立場を確認するパフォーマンス

つ置きます（図 5-1）。それぞれに人が座るのですが，前に座る人は，後ろの人が言葉で説明したものを再現します。なお，後方の人は 1 回だけ前方の人に質問をすることが認められます。

　1 回目のパフォーマンスでは，衝立の前に座る人にスケッチブックとペンを渡します。その際，後方の人にも，教室にいる他の学生にも，手渡すところが見えるようにします。後ろの椅子に座った人は教師から手渡された「物体」について，その「かたち」（ないしは複数の「かたち」の位置関係）だけを言葉で前方の人に伝えます。機能や使い道，色彩や材質については一言も話してはいけません。

　1 回目のパフォーマンスでは，前の椅子に座った人はスケッチブックにペンで絵を描くことによって，言葉で伝えられたものを再現することになります（そのことを後方の人は見て知っています）。衝立の後方にいる人に手渡すものは何でもよいのですが，複雑な形状のものは避けたほうがよいと思います。ここでは小さいじょうろを使うことにします。多くの人が一所懸命にじょうろのかたちを言葉で伝えようとするのですが，前方にあるスケッチブックに描かれるものは，多くの場合，じょうろとはほど遠いかたちのものになります。その理由は，前方の人がペンでスケッチブックに描くという動作のことを勘案せずに，後方の人が自分のやりやすいように説明をしてしまうからなのです。そうではなく前方の人が描きやすいように，たとえば真横から見たじょうろをわかりやすいいくつかの単純な図形に分解し，それをくっつけて一つの「かたち」になるように説明すれば，じょうろらしきものが描かれるはずなのです。

　2 回目のパフォーマンスでは，後ろの人（ならびに他の学生）に見られないように，前方の人からペンを取り上げ，代わりにはさみを手渡します。このとき，前方の人が驚いて声をあげてしまわないように，唇に人差し指を押し当てるなどのジェスチャーで，そのことを伝えます（さらに作業の音—紙をはさみで切る音—が後ろに聞こえないように静かに切ることを指示します）。後方の人に手渡すものは 1 回目のパフォーマンスと同様，シンプルな形状のものがよいでしょう。ここでは独楽を使うことにします。後方の人は前方の人がスケッチブックとペンで再現するものだと思い込んでいるので，1 回目のパフォーマンスで学習したとおり，独楽をわかりやすい図形に分解して説明しようとします。しかし前方の人ははさみで紙を切ることでしか再現できないので，三次元的な説明（「横から見ると…」という言葉に「上から見ると…」や「下から見ると…」という表現を加えるような説明）には対応できません。

　ここで学ぶべきは，前方の人にしなくてよい苦労をさせてしまったのは，スケッチブックとペンを持っていると勝手に決めつけていたからであり，それを回避するために相手のレディネス（準備状態）

第5章 グループワークの序盤で心がけること

を常に確認する必要があると知ることなのです。患者と接する場面ではもちろんのこと，日常生活で遭遇するありとあらゆる場面にも通じることです。

　3回目は前方の人からスケッチブックを取り上げて，代わりに針金を手渡します。このときも後方の人と他の学生には見えないように注意します。後方の人に手渡す物体は円筒形のものを選びます。ゴミ箱でもいいですし，プラスチック製のペン立てでもよいでしょう。2回目のパフォーマンスで学習したことを活かすことができるのなら，後方の学生は前方の学生に「今，手に何を持っていますか」と質問するはずです。前方の学生が「針金とはさみです」と応えたところからパフォーマンスが始まります。ところがほとんどの学生がペン立ての形状を上から見た絵，横から見た絵のように分けて説明しようとします。そのために前方の人は針金をはさみで切ってはペン立ての底面を作り，あるいは「横から見ると長方形」という言葉にあわせて平板な側面を作り，それを結びつけるはめになります。

　このパフォーマンスで留意すべきことは，相手が持っているものに合わせて説明の仕方を変える必要がある，ということです。最もシンプルなのは「針金を筒状になるように上下に伸ばしてください」という説明です。

　3つのパフォーマンスすべてに共通するのは，後方の人が「説明する自分」を本位に考えてしまうことです。大切なのは「説明を聞く相手」の立場になって説明を考えることだということが学生に確かに伝わるワークだと思います。

2 │ 唯一無二の正解，最適解に拘泥しない姿勢を学ぶ

　問いと答えをセットにして記憶する「勉強モデル」や，与えられた問いに対してあらかじめ教師が用意した答えにたどり着くことをめざす「学習モデル」に基づいた学びの経験を重ねてきた学生は，問いには必ず唯一無二の答えがあるものだと思い込む傾向にあります。ところが，世のなかには時と場合によって最適解が変動する問いもあれば，複数候補のなかから一つだけを正解として特定することのできない問いもあります。同じテーマについて思索を重ね，グループとしての針路，方角を決めるにあたっては，そこに唯一無二の正解が待っていることを前提にするのではなく，可能な限り数多くの選択肢を視野に入れ，メンバーの間で合意を形成しながら自分たちなりの答えを模索していこうとする姿勢が求められます。そのことを擬似的に感得できる簡単なワークを本番前に体験しておくとよいかもしれません。

　図5-2に「オーディションの問題」を示しました[1]。ともすれば大人は「めざすべきはプロなのだから，売れなければしょうがない。オーディションに応募するのは，プロになりたいという目的を達成するための方法の一つであって，それ自体は目的ではない。したがってBが妥当解だ」という判断をしがちですが，そのような常識や通念に縛られていない回答が出てくると，実はそちらのほうにこそリアリティを感じることができると気づいて盛り上がります。たとえば，とりあえず行動を起こさなければ自分に何が不足しているのかがわからないからAが適切だ，独りよがりにならないためにも友人の意見や感想は有益であるからBが妥当だ，そもそも自分が納得できない作品を世に出すのはアーティストとして許せるはずがないからCが正しい，などです。

　このように多様な意見が次々と出てくるのがグループワークの醍醐味であり，どれか一つに絞るのは容易なことではなく，あらゆる可能性を視野に入れ，数多くの選択肢に思いを馳せながら丁寧に話し合うことが必要になるのだということを伝えてあげたいものです。同種同様の問題を複数作っておくとよいでしょう。

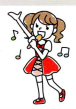

A	行動は早いほうがよいので，一番近いオーディションにすぐに応募する。
B	数多くの友人に音楽を聴いてもらい，その意見や感想を参考にしたうえで作り直すべき部分があれば徹底的に作り直して応募する。
C	自分で何度も聴き直し，さらに納得のいくでき映えになれば応募する。

図 5-2　オーディションの問題

3 ｜ 意思伝達の難しさを体験する・情報の可視化の必要性を実感する

　ここまではゲーム感覚で楽しみながら，協調的学習をするうえで留意すべき事柄を体験し，あるいは確認するためにデザインされたワークを紹介してきました。ここからは，グループワークの意味や価値を学生に実感，あるいは予感してもらうための体験学習について考えていきます。ワークに費やす時間が少し長くなる場合もありますので，必要の度合いに応じて，そして授業計画と相談しながら，導入を検討したり，先に紹介したワークとの順番を勘案したりするなど，工夫を試みるようにしてください。意思伝達や合意形成のプロセスを体験しておくと，コミュニケーションの機能不全を回避するために必要なこと，安易に多数決に頼るべきではないことなどを学生は学ぶことができるので，筆者は導入をお薦めします。

　意思伝達の体験学習にはコミュニケーションゲームと呼ばれるものを用いるのがよいと思います。これはメンバー各自がそれぞれに持っている断片化された情報を持ち寄って知るべき全容を明らかにするゲームです。情報は複数枚のカードに分けて記されており，そのカードをグループのメンバーにほぼ均等に行き渡るように配ります。カードに記された情報は，それぞれメンバーの頭の中にある情報としてとらえるようにと伝えましょう。各自，カードに記載されている情報を口頭でメンバーに伝えますが，その内容をそっくりそのままメモすることは禁止します。もちろん自分の情報カードを人に見せることも，人のカードを見ることも認められません（頭の中をのぞいたり，人に見せたりすることはできないからです）。以下に紹介する「野球のポジション当てゲーム」をする場合には，野球の基本的なルールや用語を知らない人がいるかもしれませんから，そのことについては説明をしておきましょう。

　図 5-3 には，このゲームの指示書を示しました。この設定がわかりにくい場合には，「メンバーがそれぞれに持っている情報を持ち寄って，誰がどのポジションを守ることになっているのかを明らかにしてください」と口頭で伝えるだけでもよいと思います。また，図 5-4 にはメンバーが均等に持つことになる情報カードの全容を示しました。1グループ4人の場合，各メンバーがそれぞれ4枚ずつ情報カードを所有することになります。情報カードは1枚ずつ切り離し，裏返しにしたまま配ります。メンバー全員が個々に4枚ずつ持っていることを確認してから，他の人に見られないように注意しながらカードを見てもらいます。

みなさんは総合商社QP商会の社員です。明後日の日曜日には関連会社の野球大会があります。この大会を主催するUQ商事から電話がかかってきました。参加するチームの名簿を作成するためにメンバーリストとポジションの情報が必要なので，大至急送ってほしいとのこと。この件に関して渉外を担当する係長代理が，その情報を先方に送ることをすっかり忘れてしまったようです。その係長代理は昨日から出張で不在。野球部長とも連絡がつきません。野球部に所属していることがわかっている同じ部署の人間と，時々，野球の応援に行っている女子社員に尋ねてみましたが，断片的な情報しか集まりませんでした。UQ商事に連絡するタイムリミットが迫っています。得られた情報をもとにQP商会野球部のメンバー9名の名前とそれぞれのポジションを特定してください。

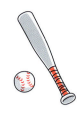

図 5-3　野球のポジション当てゲーム（指示書）

1) 山本とサードは高校時代にバッテリーを組んでいた。

2) センターはライトより足が速い。

3) 田中の妹さんはセカンドと結婚したいと思っている。

4) キャッチャーの長男とサードの次男はサッカー選手に憧れている。

5) ショートとサードと川崎の3人はよく飲みに行くらしい。

6) ピッチャーは卓球が強く，木元と堤下はいつも負けている。

7) 清水か前田のどちらかが外野を守っているらしい。

8) 速力不明の桜井は結婚10周年のサプライズを計画中である。

9) 木元・山本・川崎はゴルフで捕手と二塁手に勝ったことがない。

10) ピッチャーの奥さんはかつてスポーツコーナー担当の女子アナだった。

11) 前田と川崎はバッテリーと高校時代以来の親友である。

12) 田中・木元・吉江とセンター・ライトは周囲から結婚を勧められている。

13) 吉江・川崎・清水の順に足が速いが3人ともファーストにはかなわない。

14) 競馬に興味がないのは木元と前田とショートの3人だけだ。

15) 外野以外の堤下・山本・前田を除くとみんな外野の桜井より足が遅い。

16) 田中は外野手の3人と一緒にサッカー観戦を楽しむそうだ。

図 5-4　野球のポジション当てゲーム（情報カード）web

　このように断片化された情報を数多くのカードに託したゲームを行うと，必ずといっていいほど，メンバーから伝えられた情報のポイントを箇条書きにする学生が現れます。メンバー全員で情報を共有するために，箇条書きにして1枚の紙などにまとめるのがよい場合もありますが，必ずしも万能ではありません。今回のワークでは，9つのポジションと9人の選手名が明らかになっているのですから，名前とポジションを記入できる10マス×10マスの表を作成し，情報と照らし合わせながらそれぞれのマス目に×と○を入れていけば，誰がどのポジションを担当するかが瞭然となります。このように情報を可視化することが問題解決の大切な一助となることを学生に理解してもらいましょう。

　図 5-5 の①には上の表の利用の仕方を示しました。「×」の右下の添え字は情報カードの番号を示してあります。たとえば，「山本とサードは高校時代にバッテリーを組んでいた」という1番の情報は

図 5-5　星取り表

①星取り表の使い方

（上部の赤字：二の上に「既4」、中の上に「既4」／左の赤字「未12」は田中の行）

	投	捕	一	二	三	遊	左	中	右
山本					$\times_1$				
田中				$\times_3$					
川崎				$\times_5$	$\times_5$				
木元	$\times_6$								
堤下	$\times_6$								
清水									
前田									
桜井									
吉江									

②星取り表を使って正解へ

（上部の赤字：既　既　未　既／左の赤字は各行の欄外メモ）

	投	捕	一	二	三	遊	左	中	右
山本	○	×	×	×	×	×	×	×	×
（未）田中	×	×	×	×	×	○	×	×	×
川崎	×	×	×	×	×	×	×	○	×
（未）木元	×	×	○	×	×	×	×	×	×
堤下	×	○	×	×	×	×	×	×	×
清水	×	×	×	×	×	×	×	×	○
前田	×	×	×	×	○	×	×	×	×
（既）桜井	×	×	×	×	×	×	○	×	×
（未）吉江	×	×	×	○	×	×	×	×	×

「山本はサードではない」ということを表していますから，表の「山本」と「三」（三塁・サードの意味）がクロスするマス目に「$\times_1$」を入れます。同様に3番のカードからは「田中はセカンドではない」という情報が，12番のカードからは「田中は独身である」という情報が得られます。「田中」と「二」（二塁・セカンド）がクロスするマス目に「$\times_3$」を入れますが，既婚・未婚（独身）の別は「未12」のように欄外にメモするとよいでしょう。以下，カードから得られる情報を表中に入れていくと，メンバー全員が情報を共有するための可視化が速やかになされます（図 5-5②）[2]。

「足の速さ」は星取り表にすぐに反映できる情報ではありませんが，最終的にポジションを決定する大切な要素となります。なかには早い段階で速力はポジションの特定には関係がないと決めつけてしまう学生もいますが，情報の要不要の判断を急がないようにとアドバイスをしましょう。

グループでの話し合いが脇に逸れたり，出発点や目標地点を見失ったりしないようにするためには，このように情報やアイデア，あるいは思考の経緯などを可視化すること（グラフィック・ファシリテーション）が肝要であるということも，ゲームの中盤以降もしくは終了後に伝えてあげたいものです。

4｜情報の可視化の方法は一つとは限らないことを知る

情報を可視化する方法は，星取り表のような作表だけに限られるものではありません。情報の可視化には作表しか方法がないと思い込んでしまうと，作業の幅が狭められてしまいますし，それによって視野狭窄に陥る危険も否定できないので，そのことを学生に知ってもらう必要があります。そのために次のようなワークを経験してもらうとよいかもしれません。

子ども向けに作られたアインシュタインクイズというドリルがあります[3]。何種類もあるのですが，そのなかにはたとえば次のような問題が掲載されています。

①バラエティが好きな人は　ほたてを食べた人の３つ隣
②西田さんは　ドラマが好きな人の２つ右
③アニメが好きな人は　はまぐりを食べた
④北川さんは　スポーツが好きな人の左隣
⑤東山さんは　南沢さんの左隣
⑥南沢さんは　しじみを食べた
※さざえを食べた人は誰？[4]

第5章 グループワークの序盤で心がけること

問題「魚をペットにしているのは誰でしょうか」		
1) ある所に5軒の家が並んで建っています。それぞれ赤、黄色、緑、白、青のいずれかの一色でペイントされています。	2) 5軒の家にはイギリス人、ドイツ人、ノルウェー人、オランダ人、スウェーデン人の家族がそれぞれに住んでいます。	3) それぞれの家庭では餃子・シシカバブ・トムヤンクン・プルコギ・ピロシキのいずれかが大好物です。
4) それぞれの家庭ではコーヒー・ワイン・紅茶・牛乳・ビールのいずれかを飲みます。	5) イギリス人の家族は赤い家に住んでいます。	6) それぞれの家庭では犬・猫・馬・鳥・魚のいずれかのペットを飼っています。
7) オランダ人の家族は紅茶を飲みます。	8) 緑の家は白い家の左にあります。	9) 緑の家に住んでいる家族はコーヒーを飲みます。
10) プルコギをよく食べる家族はペットに鳥を飼っています。	11) 黄色い家に住んでいる家族はピロシキが大好物です。	12) 真ん中の家に住んでいる家族は牛乳を飲みます。
13) ノルウェー人の家族は一番最初の家に住んでいます。	14) トムヤンクンを好む家族は猫を飼っている家族の隣に住んでいます。	15) ペットに馬を飼っている家族はピロシキを好む家族の隣に住んでいます。
16) シシカバブをよく食べる家族はビールを飲みます。	17) ドイツ人の家族は餃子を好んで食べます。	18) ノルウェー人の家族は青い家の隣に住んでいます。
19) トムヤンクンをよく食べる家族はワインを飲む家族の隣に住んでいます。	20) スウェーデン人の家族はペットに犬を飼っています。	21) どの家庭も他の家とは同じ飲み物を飲みませんし、同じ食べ物を好物としません。ペットも同様です。

図 5-6 アインシュタインクイズ（情報カード）

　この問題は学生には簡単すぎると思われますが，ウォーミングアップにはよいかもしれません。しかし，この問題は作表によって容易に解けてしまいますから[4]，方法が一つであるとは限らないことを知ってもらうために，もう少し複雑な問題を紹介しなければなりません。それを図5-6に示しました（オリジナル[5]に一部修正を加えてあります）。

　この問題に関しては情報をカードとして切り分け，学生に均等に配分する必要はありません（試したことがありますが，正解にたどり着いたグループは一つもありませんでした）[6]。他に情報を可視化するためのよい方法はないかと模索することがこのワークのねらいなので，先に紹介したポジション当てゲームよりも意思伝達の難度を高くする必要はない，ということです。

　先ほどのポジション当てゲームを体験した学生なら，ただちに作表を始めますが，やがてそれではなかなか上手に情報を整理できないと気づきます。情報カード（図5-6）を見れば，そこに5種類（家の色・住人の国籍・好物・飲み物・ペット）の情報が5つずつあることがわかります（1, 2, 3, 4, 6のカードから）。これを上手に整理することが大切なのです。教室の机上にはあらかじめ5色の付箋を5枚ずつ用意しておきます（それを使いなさいと指示する必要はありません。学生が付箋を使うとわかりやすくなるかもしれないと気づくのを待ちます）。同じ色の付箋に同じ種類の情報を一つずつ書き

67

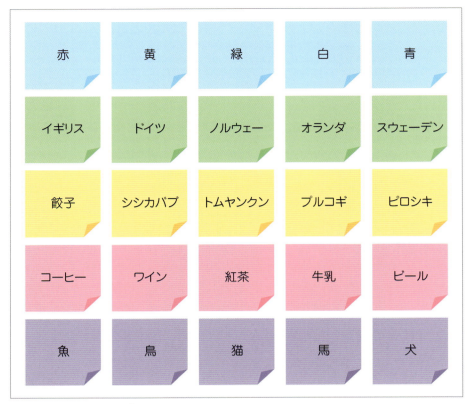

図 5-7　情報整理の方法①
これは並べ替える前の様子です。正解ではありません。

込み，それを並べていくことで(図5-7)，比較的速やかに正解にたどり着くことができます。表を作って書き込んでいくと，途中で誤りに気づいたときに，書いたものを消す作業をしなければなりませんが，付箋を用いると，貼る場所，置く位置を変えるだけで済むということも，この方法の利点です。

以下，付箋を使った作業を文字で説明すると繁雑になってしまうので，手際のよい作表で正解が得られるプロセスを参考にして表の空欄を埋めるように付箋を移動してみてください。それを表5-1に示しました。ここにはあらかじめ家の位置(順番)を示す数字を入れてあります。

情報カードのなかから，確定しているものと，そうではないものとを区別する必要があります。図5-7の情報のなかから表5-1に示した表に最初に入れることができるのは，「真ん中＝牛乳」(12)と「ノルウェー＝最初」(13)です(括弧内は情報カードの番号を示します)。ここに「ノルウェー＝青の隣」(18)が加わり，表5-1の赤字の部分が成立します。「緑＝白の左」(8)より，緑は3もしくは4に位置することがわかります。「緑＝コーヒー」(9)の情報にしたがえば緑は3には入りませんので，これにより緑と白の場所が確定します。これが表5-1の表中の青字の部分です。表の中で国名と色のどちらも空欄なのは3なので，「イギリス＝赤」(5)の入る場所が定まり，このことによって「黄」の入る場所も決まります。これが表中，緑の字で書かれたところです。以下，同様に作業を進めていくと，表5-2の答えを得ることができます。

この問題は「アインシュタインが98％の人は解けないと宣言した」という「いわくつきの問題」らしいのですが(真偽のほどはわかりません)，ワークに入る前にそのことをアナウンスすると学生のチャレンジ精神を鼓舞することができるかもしれません。

表 5-1　情報整理の方法②

順番	1	2	3	4	5
国	ノルウェー		イギリス		
色	黄	青	赤	緑	白
飲み物			牛乳	コーヒー	
ペット					
好物					

表 5-2　アインシュタインクイズの正解

順番	1	2	3	4	5
国	ノルウェー	オランダ	イギリス	ドイツ	スウェーデン
色	黄	青	赤	緑	白
飲み物	ワイン	紅茶	牛乳	コーヒー	ビール
ペット	猫	馬	鳥	魚	犬
好物	ピロシキ	トムヤンクン	プルコギ	餃子	シシカバブ

【課　題】
　イギリス人のジャッキーとデイビットは新婚旅行で日本に来ています。二人にとって初めての来日です。今まで，数多くの場所を訪れたのですが，旅の途中でガイドブックをなくしてしまいました。このままでは今日の目的地『ドキドキ遊園地』までたどり着くことができません。遊園地が今いる町の隣町にあるということだけは覚えています。やむを得ず，道行く人に聞いて，集めた情報はバラバラです。
　二人が無事に『ドキドキ遊園地』に行けるようにメンバーで情報を出し合い，わかりやすい1枚の地図を作ってください。ただし，遊園地の出し物を楽しむために入園しなければならない時刻が決まっています。現在地から目的地までの所要時間に留意しながら，二人が遊園地の出し物に参加できるように限られた時間内で地図を完成させてください。

【お約束】
・二人に渡す地図は A3 判の用紙に描き，道順も示してください。
・各自が持っている情報は，口頭で伝えてください。
・他人の情報カードを見たり，他人に渡したり，見せたりしないでください。
・すべての情報を黒板や手持ちの紙などに書き写して，一覧表を作ってはいけません。

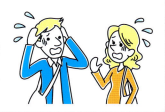

図 5-8　おとぼけ新婚旅行（指示書）　web

5｜情報の要不要の判断に留意する

　野球のポジション当てゲームでも早い段階で情報の要不要を勝手に判断してしまう場合があるとお伝えしましたが，情報量が増えると，そのリスクは格段に高くなります。情報の可視化と共有がきちんとなされていれば，その判断が時期尚早であると認識できるのですが，ポジション当てゲームやアインシュタインゲームのように情報を表にまとめることができるものばかりではないので，メンバーの判断を仰ぐ前に個人のレベルで，そのような速断をしてしまうことがしばしば起こります。それを学生に体験してもらいましょう。用意したのは「おとぼけ新婚旅行」というゲームです（図 5-8）。

1）隣町には A，B 2 つのバス停があります。A のバス停は隣町に入ってすぐのところにあります。

2）目的地のドキドキ遊園地に行くためには，B のバス停で降ります。

3）ゲームセンターの向かい側には郵便ポストがあります。

4）踏切の北側の道路に沿った左側に大きな老舗のデパートがあります。

5）公園の前を進むと　右手前にコンビニがある四つ角に出ます。

6）電車は，毎時 00 分から 10 分おきにデパートの近くの踏切を通過します。

7）B のバス停のある交差点の北東の角に郵便ポストがあり，南東の角には市立病院があります。

8）銀行から南へ 100 m 行くと，木橋があります。

9）隣町には，郵便局はありません。

10）B のバス停は，交差点の手前にあります。

11）銀行から北へ 300 m 行くと，電車の踏切があります。

12）東に向かうバスの乗客のほとんどは，いつも B のバス停で降ります。

13）遊園地へは，B のバス停の交差点を北の方向へ曲がります。

14）ケーキ屋さんの前を東に向かって 200 m 歩くと，左手にゲームセンターのある四つ角に出ます。

15）隣町の遊園地は，パレードが有名です。

16）電車は，バスが走る国道とほぼ平行に走っています。

17）遊園地は，公園の前にあります。

18）隣町の大きな川には，木橋と鉄橋が架かっています。

19）隣町には，西から東に流れる大きな川が一筋あります。

20）B のバス停から北へ 200 m 歩くと左側に教会があり，さらにそのまま 10 m 進むと木橋にさしかかります。

21）電車の踏切から南へ 200 m 進むと左手にポストのある交差点に出ます。そこを右へ曲がり，しばらく行くと左手に公園があります。

22）A のバス停から東へ 1.5 km 行くと，B のバス停です。

23）コンビニのある交差点を南へ進むと左側に銀行があります。

24）ケーキ屋の西隣が遊園地です。

25）現在地から最寄りの電車の駅まで，北に向かって歩くと 15 分ほどかかります。

26）現在地から隣町へ走るバスの出発時刻は毎時 00 分・20 分・40 分です。

27）遊園地のパレードに参加するためには，午後 4 時までに入園して予約の手続きをしなければなりません。

28）電車の踏切から線路沿いに東へ 100 m 行ったところに駅があります。

29）最寄りの電車の駅から隣町の駅まで，所要時間は 10 分です。

30）最寄りのバス停から隣町の B のバス停まで，所要時間は約 30 分です（道路状況に左右されます）。

31）隣町行きのバスの始発は 7 時 40 分，最終は 19 時 20 分に発車します。

32）遊園地のパレードが終わるのは午後 8 時です。

33）B のバス停から西行きの最終便は 19 時 50 分発です。

34）現在の時刻は 14 時 30 分です。

35）最寄りのタクシー会社の電話番号は○○-××○○-○○××です。

36）電車の東行きの始発は 6 時 20 分，最終は 21 時 10 分です。

図 5-9　おとぼけ新婚旅行（情報カード）web

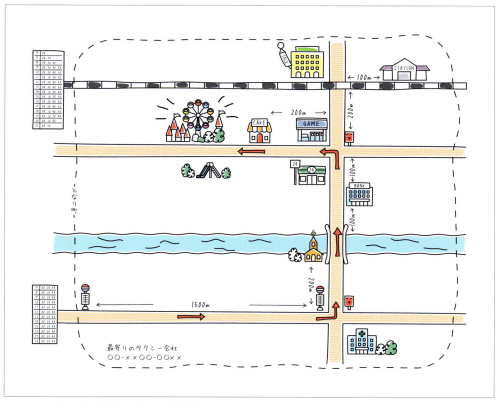

図 5-10　おとぼけ新婚旅行（地図）　web

　これは学生が授業で用いるために作成したものに筆者が若干の修正を加えたものです。
　これまでの経験によると，情報量がかなり多いので（図 5-9），混乱を回避するために重要度の高い情報から整理し，低い情報は割愛しようと考えるグループが必ず現れます。その際，メンバー全員でそれぞれの情報の重要度を検討するのではなく，その判断を個人に任せてしまう（あるいは任されたわけではないのに個人が重要度の高低を独自に判断し，その結果，メンバーに伝達しない情報が発生してしまう）という事態がしばしば発生します。それは情報の整理の仕方としては不適切なので，学生の注意を喚起しなければなりません。
　このワークにおいても，情報の要不要の判断は早い段階でしてはならないことと，個人が独自にそれを判断するのではなくメンバー全員の合意に基づいて判断しなければならないことを意識し，折りに触れて何度か確認する必要があります。情報に重要度の軽重をつけたこと，あるいは要不要の判断をしたことが適切であったかどうかは，地図が完成してから振り返ることで理解することができます。
　たとえば，イギリス人が日本のゲームセンターを正しく認識できるかどうかは定かではありませんから，左折すべき場所を確認できる情報は複数あったほうがよいので，一つ向こうの角のデパートメントストアに関する情報も割愛しないほうがよいでしょう（図 5-10）。反対に多くのグループがさほど重要ではないと判断した情報を地図上に書き込むグループが現れることもあります。たとえば，この夫婦が降りるべきバス停を間違えないように，「降りる客が多いほうのバス停が遊園地に近いバス停です」との情報を 2 番目のバス停付近に書き加えたり，「電車を使うと下車してからの道筋は簡単ですが，現在地から最寄りの駅までの道がわからないので，バスで行くべきです」との注意書きを添えたりするのです。あるいは遊園地でパレードを楽しんだ後，バスに乗って元の町に戻ることはできな

あなたは…　**自治体の職員**	あなたは…　**病院の総務担当者**
災害が発生してから数時間が経過した。避難所である公民館には 300 名が避難していることが確認できている。そこに食糧が運搬されてきた。ただし，食糧は 200 名分しかない。このとき，あなたは食糧を避難している人達に配る？	海岸近くの病院に，大地震後，20 分ほどで大きな津波が来るとの情報が届きました。1 階には多数の医療機器やカルテがあります。2 階には入院患者が 40 名（半数以上が自力避難できません）。停電でエレベーターは利用不能。職員 30 名中，患者を 5 階に避難させるのに 26 名が必要です。残りの 4 名にカルテの運搬を指示しますか。
YES　食糧を配る　　**NO**　食糧は配らない	**YES** カルテを運搬させる　**NO** 全員を避難させる

図 5-11　クロスロードゲームで用いる状況カードの例

いので，宿泊施設に行くためにはタクシーを利用せざるをえません。地図にタクシー会社の電話番号を書き添えることのできる配慮がほしいものです。

　このような振り返りはグループ単体で行うよりも，クラス全体で，各グループの描いた地図を共有しながら行うのがよいでしょう。配慮あふれる地図を描くグループがあった場合には，そのことを必ずクラス全員に伝えるようにしましょう。

6│判断するための選択肢の数を増やす

　ここに至るまでに，学生は一つの問いに対して正解を一つに絞れない場合があることを学びました。しかし，グループワークを進めていくときには，グループで共通の目標を一つに絞らなければならなかったり，数あるアイデアのなかから一つを選ばなければならなかったりします。その一つをなかなか選べないときには多数決に頼りがちですが，その方法では必ずしもメンバーの共感が得られるとは限りません。大切な意思決定などの場面においてメンバーの共感が十分に得られないと，以後のグループワークに好ましくない影響が出てしまいかねません。そのことを回避するために，より多くの人の共感や理解を得られる意思決定の方法を体験しておくとよいと思います。その体験にはクロスロードゲームがかなり有効です。

　クロスロードゲームは大地震などの災害経験で得られた知見をもとに，ある状況（分岐点的文脈）において，どのような行動の選択をするのか，何に基づいてその判断をするのかなどを体験するもので，防災教育の教材としてしばしば用いられています[7]。このゲームは，同じ場面に遭遇したときに，人は必ずしも同じ判断をするものではないということをベースにしながら，そのうえでより多くの人が受容できる判断を下していく必要がある，ということを基本的なコンセプトにしています。すなわち，唯一無二の正解はない状況で，何を根拠に，どのような判断をすれば危険を回避したり，トラブルを解消したりできるか，そのことをグループメンバーと交換した情報をベースに可能な限り選択肢を用意し，そのなかから妥当なものを選びとるという作業を通して，実際のシーンに臨んだときに冷静な決断ができるように予行演習をするものです。

　このゲームでは，まず自分の立場と置かれた状況をカードなどによって示します（図 5-11）[8]。立場に応じた判断を下さなければならない状況に置かれたとき，カードに示された行動をとるのか（YES），とらないのか（NO）をまずは他のメンバーと相談をせずに決めます。個々のメンバーはあらかじめ配

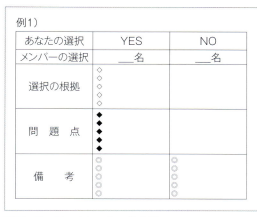
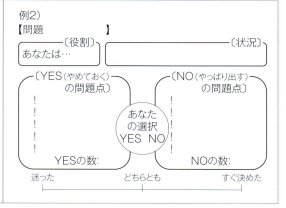

図 5-12　ワークシートの作成例

られた YES カードもしくは NO カードを伏せた状態でデスクの中央に出し，合図とともに表を向けて自らの選択を他のメンバーに伝えます。続いてすべてのメンバーが自らの選択の根拠について順番に語っていきます。

　ここで肝要なのは，YES と NO の多寡を比べることではなく，メンバー全員の判断理由を傾聴することであり，同じ判断でも理由が異なる場合があり，異なる選択でも同種同様の判断の結果である可能性のあることを知ることです。全員の選択結果と判断理由を知った後，自らの選択にかかわりなく YES ならびに NO の問題点をグループで話し合い，それぞれをワークシートに記しておきます(図 5-12)。なお，ワークシートの様式はご自身が使いやすいように編集されればよいと思います。YES や NO と記したカードは印刷した後，ラミネート加工を施しておけば半永久的に使用することができます。

　残る「備考」欄には「認知差」について気づいたことを記していきます。「災害」の一語で地震を想定したのか，暴風雨を思い浮かべたのか，土砂災害だと考えたのか，火山の噴火に思い当たったのか，それは人によって違うはずです。食糧の形態や，避難した人々の年齢構成，身体の不自由な人の有無，次回の食糧搬入の予定など，メンバーによって想定した事柄は異なっているはずですし，ある事柄については想定しなかったというメンバーもいるかもしれません。それらを確認したうえで，どのような状況だったら YES との判断を下すのがよいのかについて，メンバーで話し合います。

　このワークを通して，YES か NO かの判断を下すためにどのような選択肢を考える必要があるのかを学ぶことができます。これは「いついかなるときにも最適解は一つである」という思い込みを払拭し，選択や判断の可能性を広くとらえるためにも有効な体験学習なのです。ところが，このようにしてある事柄について対話を重ねると，人はどうしても結論にたどりつかなければならないと感じてしまいます。さらに，人は結論にたどりつくと，「それですべて」という感覚を抱いてしまいます。そのような感覚を抱くと，対話は終わってしまいます。クロスロードゲームには「それですべてだろうか」というように，対話を終わらせない姿勢を涵養するという意義と価値があるのです[9]。

　なお，ワークシートにあらかじめ「認知差の確認」と記してしまうと学生がこの文言に誘導されてしまうため，「備考」としておくのがよいでしょう。同じ理由から，クロスロードゲームの意義や留意点については，一通り体験した後に，これからのグループワークで必要な事柄として知らせるのがよいでしょう(表 5-3，表 5-4)。

表 5-3　クロスロードゲームの意義

- 「聴く」力・「話す」力のトレーニング
- 知識の欠如や問題点に自ら気づく
- 立場による意見の違いの発見
- 「答えが同じでも理由が異なる」場合の認識
- 多数決や全会一致にとらわれない考え方
- 足りない情報の存在に気づく
- 選択肢を増やすことができるようになる

表 5-4　クロスロードゲームの留意点

- 自分の身に本当に起きたこととして想定する
- なぜ YES(NO)を選んだのか，他者の意見を傾聴する
- 全員が同じ答えを選んだときは答えに至るプロセスの違いに着目する
- 答えが分かれたときは考え方の相違点や迷ったことについて確認する
- 少数意見のなかにも大事な要素が入っているかもしれないと考える

7│多数決に頼らない合意形成

　グループワークを進めるうえでは，早い段階から目標や目的地を絞らず，さまざまな可能性を勘案しておくことが大切です。そのために可能な限り数多くの選択肢を用意するワークを体験してもらいました。とはいえ，最終的には到達目標や目的地を絞り込まなければなりません。ここで重要なのは，相互の認知差を考慮しながら，情報や意見を正しく伝え合い，共有した後にグループとしての合意を多数決に頼らずに形成することです。

　合意形成を体験できるゲームには「砂漠で遭難したとき，どうするか」や「月面で遭難したとき，どうするか」などがあります[10]。どちらも Web 上で見ることができますが，ここでは『新グループワーク・トレーニング』(遊戯社)にも掲載されている後者を紹介します(以下の内容は同書にしたがっていますが，一部，変更を加えました)。これは，予定外の場所に着陸した宇宙船が母船とのドッキング(ランデブー)予定地点にたどり着くまでに必要な物品の優先順位をメンバーの合意形成によって決めるゲームです(図 5-13)。学生はパーソナルワークで個別に順位をつけた後，それを全員で共有します(表 5-5)。共有した後，メンバー全員で話し合ってグループとしての優先順位を決定します。その決定には多数決を用いず，徹頭徹尾，話し合って合意を形成するよう伝えておきます。すべてのグループが優先順位を決定し終えてから教師が正解を伝えます(表 5-6)。

　各メンバーは自分がつけた順位と正解との誤差の絶対値をすべてのアイテムについて求め，それぞれを全体の合計とともに個人決定集計表に記します(表 5-5)。グループで決定した順位についても同様の計算をします。誤差の合計値を比較すると，グループで決定した順位の誤差が個人決定の場合よりも小さくなるのが一般的な傾向です。これが合意形成の有する「力」なのですが，グループワークにはそのような意味があることを体感してもらうのに格好のゲームだと思います。

　ところで，グループにおける意思決定にはおおむね 3 つのパターンがあります。一つは強烈なキャラクターを有する個人もしくは一部のメンバーによる決定です。もう一つはメンバーの大多数が支持することに基づく決定です。残る一つがメンバー全員の合意による決定です。一般的には 3 番目の合意による意思決定にしたがうと誤差が小さくなるのですが，グループによってはそうならないところもあるかもしれません。合意形成がつつがなくなされたのか，あるいはそうでなかったのか，振り返っておく必要がありますので，もう少し説明を加えておきましょう。

　表 5-7 に合意形成の効果(グループワークの効用)に関する表を示しました。このうち(a)，(b)，(c)，(d)の欄には表 5-5 に示した個人決定集計表から各グループが該当する数値を報告します。

　(e)の「グループ効果」は(c)の「メンバーの誤差の平均値」から(d)の「グループ決定の誤差」を差し引いたもので，この数値が大きいほどグループで合意形成のために話し合った効果があったと考え

品物リスト
マッチの入った箱
宇宙食(固形食)
ナイロンのロープ15m
パラシュートの絹布
ポータブルの暖房器
45口径のピストル二挺
粉ミルク1ケース
45kgの酸素ボンベ2本
月から見た星座図
救命いかだ
磁石の羅針儀
20ℓの水
発火信号
救急箱
太陽熱式FM送受信機

あなた方は宇宙船の乗組員である。

はじめの計画では明るいほうの月面上で母船とランデブーすることになっていた。ところが機械の故障のため，ランデブー予定地点から200kmばかり離れた所に着陸してしまった。そのうえ積んでいた機械の多くも破損してしまった。生き残るためにはどうにかしてランデブー予定地点にたどり着かなければならない。そこで月面上200kmの旅行に必要な品物を選択する必要に迫られている。

左に掲げてあるのが着陸の際の破損を免れて完全なままで残っている品物のリストである。

ここでの課題はあなた方がランデブー予定地点に到達するための必要度(重要度)に応じて，これらの品物に1～15の順位をつけることである。最も重要(不可欠)と思われるものを1，その次に重要なものを2とし，以下，順に3, 4,…，一番必要でないと思うものに15というように全品目に順位を記入すること。

まず，あなた個人の順位を決定してください。個人決定のための時間は__分間です。

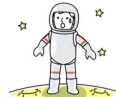

図5-13 月面で遭難したとき，どうするか

表5-5 個人決定集計表

品目 \ メンバーの氏名	(1)自分 順位	誤差	(2) 順位	誤差	(3) 順位	誤差	(4) 順位	誤差	グループ 順位	誤差	正解
マッチの入った箱											
宇宙食(固形食)											
ナイロンのロープ15m											
パラシュートの絹布											
ポータブルの暖房器											
45口径のピストル二挺											
粉ミルク1ケース											
45kgの酸素ボンベ2本											
月から見た星座図											
救命いかだ											
磁石の羅針儀											
20ℓの水											
発火信号											
救急箱											
太陽熱式FM送受信機											
誤差合計											

表5-6 正解

品目	順位	理由
マッチの入った箱	15	酸素がないため使用不能
宇宙食(固形食)	4	数日分の食糧になる
ナイロンのロープ15m	6	負傷者を縛る・起伏地に有用
パラシュートの絹布	8	運搬，日よけなどに使用
ポータブルの暖房器	13	輝いている月面は熱く，必要ない
45口径のピストル二挺	11	推進力として用いる
粉ミルク1ケース	12	飲用するためには水が必要
45kgの酸素ボンベ2本	1	月には酸素がないので必要不可欠
月から見た星座図	3	方位確認に必要
救命いかだ	9	運搬，日よけに・ガスを推進力に
磁石の羅針儀	14	月の磁場は弱く，地球とは異なる
20ℓの水	2	宇宙服内では発汗が多い
発火信号	10	信号として用いる
救急箱	7	ケガの治療や栄養剤
太陽熱式FM送受信機	5	母船と交信できる可能性

表 5-7 個人決定とグループ決定の比較(合意形成の効果)

各種数値	グループ	A	B	C	～	N
個人決定	(a)メンバーの誤差の最大値					
個人決定	(b)メンバーの誤差の最小値					
個人決定	(c)メンバーの誤差の平均値					
グループ決定	(d)グループ決定の誤差					
グループ決定	(e)グループ効果					
グループ決定	(f)グループの討議効率					
グループ決定	(g)リソースの活用					

られます。

　(f)の「グループの討議効率」は(e)の「グループ効果」を(c)の「メンバーの誤差の平均値」で除したもので，この数値が大きいほど，話し合いの効率が高かったと考えられます。

　(g)の「リソースの活用」とは(b)の「メンバーの誤差の最小値」から(d)の「グループ決定の誤差」を引いたもので，誤差の最も小さかったメンバーの力をどの程度活用することができたかを表します。

　これらの数値を自分たちがどのようなグループワークを展開したのかを省察する材料にすることができます。この他に，メンバーの誤差の平均値より個人決定の誤差が小さかった人の数やグループで最も影響力の大きかった人の個人決定の誤差なども加えて勘案してみると，自分の意見や考えをメンバーに伝えることができたか，他のメンバーの意見に耳を傾けていたか，誰か一人の意見に引っ張られなかったかなどを反省する契機になり，きちんと合意形成が行われていたかを振り返ることができます。学生には，その体験を以後のグループワークに活かすように伝えてあげましょう。

　今まで述べてきたことは，グループワークと並行しながら必ず実施しなければならないということではありません。ご自身の信条や嗜好に合わせて適切と思われるものを選択すればよいと思います。あるいは独自に開発されると，ご自身にとって使い勝手のよいものができあがるでしょうから，それが最もよいでしょう。

　グループワークをつつがなく展開するために入念な準備が必要であるとは筆者の実践経験から学んだことです。ところが，やむを得ない事情により本番前の予行演習を一度しか行うことができなくても，どのグループもが以後のグループワークを順調に展開していったクラスがあります。反対に予行演習を幾度か重ねたにもかかわらず，傾聴の姿勢の肝要なることを再確認するためにワークをやり直したクラスもあります。グループワークには実際にやってみないとわからないことが結構あります。やってみて実感すること，そこからグループワーク改善の道が開けてくるのです。

　どんなに入念な準備をしても，どんなに優れたグループワーク・トレーニングの方法を採り入れても，学生を信じて待つ姿勢が教師になければグループワークは功を奏しません。筆者が2009年に訪問したハワイ大学マノア校の看護・歯科衛生学部の教授[11]に「教師に必要なものは何ですか」と質問したところ，即座に"Be patient."と答えが返ってきました。「辛抱強くあれ」とは，きっと学生はいつか大切なことに気づき，自ら学びを深めていくのだと「信じて待て」という意味だと思います。教師には「教えない勇気」と「学生を信じて待つ姿勢」が何より大切なのだと思います。

第 5 章 グループワークの序盤で心がけること

註

1) 垣根涼介(2011)『人生教習所』，中央公論新社より引用。作品のなかでは「B」を正解とするとの記述がありましたが，グループワークの練習に用いる場合には，正解を1つには絞れないというスタンスをとることにしています。
2) 「×」印右下の添え字は，表の使い方を説明するためのものですので，実際に数字を添える必要はありません。しかしながら，メンバーで情報のチェックを確実に行うためには，あったほうが便利です。
3) アインシュタイン研究会［編］(2016)『「解く」意欲が高まる！ アインシュタイン式子供の論理脳ドリル』，東邦出版
4) 答えは「東山さん」。解答を得るための作表は以下のとおり。

名前	左 ←			→ 右
	東山	南沢	北川	西田
好きな TV 番組	バラエティ	ドラマ	アニメ	スポーツ
食べた貝	さざえ	しじみ	はまぐり	ほたて

5) オリジナルと考えられる問題は複数のホームページで確認することができます。以下に2つのホームページを紹介します。
・MemCode「アインシュタイン博士の作った98％の人は解けないと言われたクイズの謎」
http://www.memcode.jp/2243（2018年3月27日閲覧）
・難問クイズ（Q115）
http://www.uda30.com/QUIZ99/Quiz-21.htm（2018年3月27日閲覧）
6) もし，今までのワークをすべて速やかにやり遂げ，物足りなさそうにしているグループがある場合には，メンバーに確認したうえでカードを切り分けて均等に分配してもよいかもしれません。
7) クロスロードゲームについては，以下のホームページを参照。
・防災ゲーム「クロスロード」とは？
http://www.pref.tottori.lg.jp/secure/633910/12_3crossroad.pdf（2018年3月27日閲覧）
8) 状況カードの左側は以下のURL①，右側はURL②に示されているものを修正したものです。
①内閣府 防災情報のページ
http://www.bousai.go.jp/kohou/kouhoubousai/h20/11/special_02_1.html（2018年3月27日閲覧）
②徳島大学環境防災研究センター「クロスロード」（「大災害発生時の初動・復旧対応行動 クロスロード 徳島大学環境防災研究センター」で検索してもヒットします。引用したのは第7問目です。）
http://www.rcmode.tokushima-u.ac.jp/bcp/bukai/bukai13.04.18/クロスロード(130418BCP研究部会).pdf（2018年3月7日閲覧）
9) 吉川(2009)によると，対話が終わる場合，それは「真理に至る対話」もしくは「合意に至る対話」に落ち着く，とされます。それはそれでとても意味のあることなのですが，真理を知ったり，合意を形成したりして「それですべて」という感覚をもってしまうと，あらゆることを「想定内」だととらえる危険が生じます。この「想定内」的発想には，対話を打ち切った結果，考察の対象としなかったことを「想定外」と断ずるという大きな落とし穴が潜んでいます。そのことも学生に伝えてあげたいものです。
10) 合意形成ゲーム「砂漠で遭難したときに，どうするか」の問題編については下記のホームページを参照してみてください。
・コンセンサスゲーム（砂漠で遭難したら？）問題編
http://d.hatena.ne.jp/elwoodblues/20071119/1195461704（2018年3月27日閲覧）
11) Jillian Inouye, Professor and Associate Dean for Research（2009年当時）

参考文献

・吉川肇子，他(2009)『クロスロード・ネクスト―続：ゲームで学ぶリスク・コミュニケーション』，ナカニシヤ出版
・日本レクリエーション協会［監修］(1995)『新グループワーク・トレーニング』，遊戯社

第 **6** 章

スモールワークで大切な
ことを再確認する

　グループワークの初日と序盤の数回の授業では，以後の作業をより効果的に展開するために必要と思われることをいくつか学生に体験してもらいました。そのために授業の冒頭の時間を一定程度費やしたので，取り組むべき課題やテーマが決まっているのに，それを探求するための時間が少なくなってしまうとやきもきする学生がいるかもしれません。しかし，人間は忘却する生き物だということを教師である私たちは忘れないようにしなければならないのです。折りを見てはグループワークをつつがなく展開するために留意すべきことを想起させましょう。とはいえ，すでにグループで取り組む課題やテーマに関する情報がかなり集まり，そのことについてディスカッションした結果も蓄積されています。そこで，今までのように，まとまった時間を費やしてワークを体験するのではなく，短時間で留意すべき事柄を体験あるいは確認できる簡単なワークをするのがよいでしょう。短時間のワークであっても，きっとその後のグループワークのウォーミングアップになるはずです。

　留意すべき事柄を幾度も繰り返し確認することで，それは必ず身体化され，学生が成長するための糧になります。あるいは，序盤にはグループワークにとって必要なことを体験する機会があったのに，中盤以降，それがなくなり，フルタイムでグループワークに取り組むようになると，学生がマンネリズムに陥る危険が生じるかもしれません。それを回避するための工夫はいくつか考えられますが，授業冒頭の短時間のワーク（スモールワーク）は確かに有効であると思います。

　なお，今までに紹介してきたものと併せて，以下のワークのどれを選択するか，どのような順番で実施するかについては，読者の方々のご事情に合わせてご検討ください。

1 | 相手の立場になって考えることの大切さを再確認する

　第5章で学生はパフォーマンスを通して，相手の立場になって考えることの大切さを体験し，確認しました。今回はクイズの答えを考えることによって確認することにします。

　「色の違う帽子をかぶっている複数の人のなかで，自分のかぶっている帽子の色がわかる人は誰でしょうか」という類の問題はいくつもありますが[1]，相手の立場になって考えることの大切さを確認するワークには次のようなシンプルな問題がよいと思います。

　部屋の中に4人が縦一列に並んでいます（図6-1）。4人とも帽子をかぶっていますが，誰も自分のかぶっている帽子の色を知りません。ただ，この部屋の中に4人いること，4人のうち2人が赤い帽子を，残りの2人が白い帽子をかぶっていることは知っています。そこで，自分のかぶっている帽子

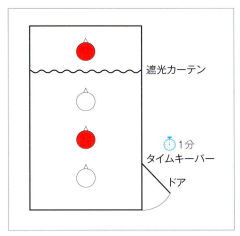

図 6-1　相手の立場になって考える

の色がわかった人は，この部屋の後方にあるドアより外に出ることができるというゲームをすることにします。

　条件は三つです。一つ目。先頭の人と2番目の人との間には天井から床まで丈たっぷり，幅も部屋の広さいっぱいの遮光カーテンがかかっています（これがないと，最後尾の人がすぐに部屋から出てしまうので，ゲームが成立しません）。二つ目。自分の帽子を手に取ってみたり，振り返ったり，写真を撮ったり，写メールのやりとりなどをしてはいけません。あらゆる発言と移動が禁止されます（このルールがないと，おそらくドアに一番近い人がすぐさま部屋の外に出てしまいます）。三つ目。部屋の外にタイムキーパーがいて，ゲーム開始後1分経ったら，その旨を部屋の中にいる人たちに伝えます。このアナウンスを聴いてからでないと，部屋の外に出てはいけません（このルールの意味を説明してはいけません）。ただし，先頭の人が，「わかった」といつわって，ドアにたどりつくまでの間に3人の帽子の色を見たうえで部屋の外に出て正解を口にする，という答えは成立しないこととします。なお，1番目の人は壁しか見えません。2番目の人はカーテンしか見えません。3番目の人は前一人の帽子しか見えません。最後尾の人は前二人の帽子が見えます。さて，誰がこの部屋から出られるでしょうか。

　ここで大切なのは「1分経ちました」というアナウンスを聴いたときに，誰もこの部屋から出ることができない，というところから発想を広げていくことです。4人のなかで最も情報の多いはずの最後尾の人が出られないのはなぜか，その人の立場になって考えれば，たちどころにわかる問題です[2]。

2 ｜ 多面的に物事をとらえることの大切さを再確認する

　他者の立場を慮る姿勢は，物事を多面的に見つめたり，多角的に考えたりすることにつながります。あるいは，物事を多面的に見つめるためには，他者の立場を慮る姿勢が不可欠であると言ってもよいでしょう。物事を多面的に見るのはとても大切なことですし，そのことを学生は理解しているとは思いますが，それを実践するのはなかなか難しいということを再度，体験し，確認してもらいましょう。

　表6-1は白黒の映像作品とカラーの映像作品を比べて，それぞれの長所短所について考えを述べてもらう問題です。1から4の枠のいずれでもよいので自分の意見を開陳してもらいます。

　1の欄には白黒の映像作品がカラーの映像作品に比べてよいと思うことが入ります。2の欄には反対にカラー作品のほうが白黒作品よりよいと思うことが入ります。多くの場合，学生は視聴者の立場

表6-1　白黒の映像作品とカラーの映像作品の長所と短所を考える

	MONO（白黒）	COLOR（カラー）
Advantage（長所）	1	2
Disadvantage（短所）	3	4

からしか答えません。ところが，視聴者以外の立場にある人のなかには，視聴者が"Disadvantage"（悪い・不便）と思って（感じて）いることを，反対に"Advantage"（よい・便利）であるととらえている人もいます。たとえば，視聴者はカラー作品を色が鮮明にわかるからよいと思うかもしれませんが，出演者は白黒作品だと色の濃淡にだけ気を遣えばよいので助かると感じているかもしれません。大道具や美術の観点からみれば，白黒作品のほうがコストを低く抑えられるからよいと考える制作者がいるかもしれません。つまり，立場によって「Advantage・Disadvantage」「よい・悪い」「便利・不便」は変わるものなのです。

　他の人の立場になって考えてみると，今まで思ったこともない事柄に気づくことが多々あるということ，あるいは多面的多角的に物事を見るのが大切であるということを伝えるのによい問題だと思います。ですから，この問いに対しては「○○の立場から考えると，白黒作品のよいところは△△で，悪いところは▲▲，カラー作品のよいところは◇◇で，悪いところは◆◆です。ところが，別の立場の□□から考えると……」というように，立場によってよし悪しの違いがわかるように答えることが求められるのです。ちなみに，上の問題のオリジナルは，かなり昔にSONYの入社試験で出された「カラーテレビと白黒テレビとを比べて，それぞれよいところ，悪いところを述べなさい」という趣旨の問題です。

3│目の前にない情報の存在に気づくことの大切さを確認する

　情報の取り扱い方については，ここまで留意点を確認するためのワークをいくつか紹介してきましたが，それが「習い性となる」という成果をもたらしているのかどうかをやはり確認しておく必要があると思います。

　私たちは，ある事柄についての情報が目の前に複数示されると，それが「その事柄」に関する情報のすべてであると思い込む傾向にあるようです。目の前にある情報だけが「その事柄」に関する情報であるとは限らない，言い換えれば，そこに示されていない情報が他にあるかもしれないと考える必要がある，ということです。このことを体感できる簡単なワークを紹介します。

　図6-2はある立体の正面図と側面図を示したうえで，どのような立体であるかを問う問題です。この図は中学校の技術・家庭科で学ぶ製図の規則に基づいています。たとえばこちらから見えない側にくぼみなどがあれば，それは破線で示されるということです。図には破線が1本もありませんから，見えないところにくぼみ等はない，ということになります。ここで学生は解決の糸口がみつからないと困窮します。しかし，三次元の立体を二次元の平面上で表すためには，最低，3種類の情報が必要であるということに思い当たれば，ここに上面図が省かれていると気づきます。ここで，この立体を上から見たらどのような形状をしているのだろうと推察することによって立体の形を知ることができるのです[3]。

　得られる情報の量が増えるにつれ，私たちは「そのこと」に関する情報を十分に収集したと考えてしまいがちですが，常に「そこに足りない情報は何か」ということを考えるようにしようと注意を促

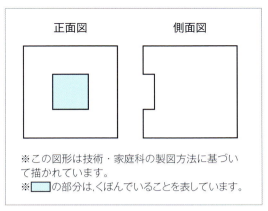

図 6-2　立体の正面図と側面図

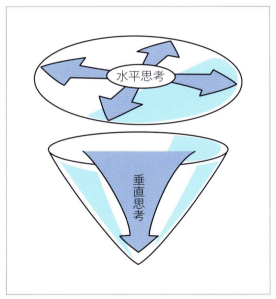

図 6-3　垂直思考と水平思考のイメージ

しましょう。

4 ｜ 水平思考が大切であることを確認する

　課題を探求する作業にいそしんでいると，いきおい，その課題に向かって深掘りをするようになってしまうのが一般的な傾向です。「探求」という観点からすれば，それは歓迎されることかもしれませんが，視野が狭くなり，木を見て森を見ずという失敗につながる危険がそこに必ず随伴することを知っておく必要があります。グループワークを進めるうえでも，日常生活そして職業生活を送るうえでも，物事を多面的に見つめ，他人の立場になって考えることが必要ですが，それは深掘りする姿勢からは，なかなか生まれてこないものです。必要なのは知りたいと思う事柄，探求すべき課題を取り巻くありとあらゆることに目を向け，心を配る姿勢です。それはちょうど，垂直思考に対する水平思考のようなものです(図 6-3)。

81

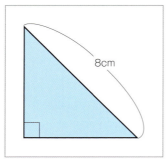

図 6-4　水平思考を試す図形の問題 1

　ほとんどの学生は高等学校を卒業するまでの間，物事を深く考え，答えを突き止めようと促されてきました。出来不出来はともかくとして，垂直思考なら馴染みがありますし，不得手というよりは得手，あるいはそれが学習の自然な姿だと感じていることでしょう。「探求」という言葉を聞くと，あるいは探求という作業に取り組んでくださいと促すと，誰もがそれとは知らずとも垂直思考をイメージしてしまいます。しかし，大切な局面での判断を誤らないためには水平思考が不可欠なのです。それはクリティカルシンキングに結びつくものです。とはいえ一朝一夕に身につくものではありませんから，日常生活のなかでこれを意識し，自らの習慣としてかたち作っていくことが大切です。そのことを理解してもらうために，シンプルな問題で水平思考を擬似的に体験しておくのがよいのではないでしょうか。以下に小学生向けに作られた問題をいくつか紹介します。これらはライトタッチなアプローチを実感できるよい問題だと思います。

公式や定理あるいは解法に依存しない考え方を心がける

　図 6-4 は斜辺の長さが 8 cm の直角二等辺三角形です。この三角形の面積を求めてくださいという問題を出します（「必ず頭を使って」と付け添えるのがよいかもしれません）[4]。すると，ほとんどの学生が三平方の定理を使い，そしてルートを使い，底辺＝高さ＝$\frac{8}{\sqrt{2}}=4\sqrt{2}$ を計算し，これを掛け合わせたものを 2 で除して三角形の面積を得ようとします。しかし，これは「頭を使った」解き方ではありません。使ったのは「三平方の定理」という道具でしかないのです。三平方の定理を知らない小学生は「頭を使って」考えます。その解き方は何通りか考えられます（図 6-5）。

　図 6-5 の①は与えられた直角二等辺三角形の 90 度の角から斜辺に垂線をひいて面積を求める考え方です。垂線によって 2 つに分けられた三角形は，いずれも直角二等辺三角形になるので，これより元の直角二等辺三角形の高さ（垂線の長さ）が求められます。

　②は与えられた直角二等辺三角形を 2 つ組み合わせた正方形から面積を求める考え方です。正方形の対角線の長さは 8 cm ですから，元の直角二等辺三角形の高さは，その半分の 4 cm になります。

　③は与えられた直角二等辺三角形を 2 つ組み合わせた直角二等辺三角形から面積を求める考え方です。組み合わせた直角二等辺三角形の底辺，高さともに 8 cm なので，こちらの面積はすぐに求まります。これを半分にしたものが求める面積です。

　④は与えられた直角二等辺三角形を 4 つ組み合わせた正方形から面積を求める考え方です。正方形の面積は 64 cm² ですから，これを 4 で割ればよいのです。

　この問題を解くにあたって水平思考を疑似体験するためには，①のように，図形の中にすぐに補助

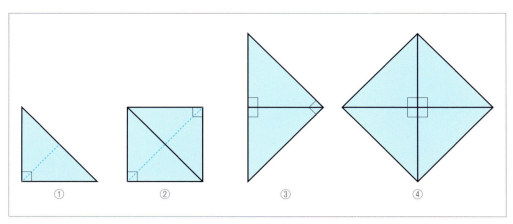

図 6-5　斜辺の長さが 8 cm の直角二等辺三角形の面積の求め方

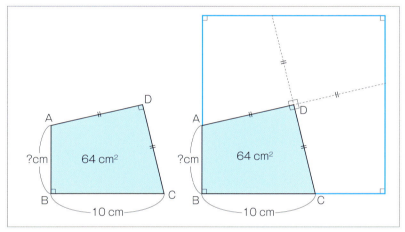

図 6-6　水平思考を試す図形の問題 2（左），ならびにその解き方（右）

線を引かないようにすることです．補助線を引くと，そこに視線を集中することになってしまうのでいきおい，水平思考からは遠ざかってしまいます．③あるいは④のように，図形の外側に目を向けて広く大きくとらえるような考え方があるということを学生が想起したり，確認したりできるようにしましょう．

　図 6-6 には AD＝CD，BC＝10 cm，面積 64 cm²の四角形が示されています．この四角形の辺 AB の長さを求めるのが次の問題です[5]．垂直思考に染まってしまったほとんどの学生が対角線 AC を引いて，これを補助線として考え始めますが，必ずといっていいほど行き詰まります．やがて数名の学生が AB の辺の長さを x と置き，x に関する方程式を解くことによって辺の長さを得ようとします．まず，三平方の定理にしたがって対角線 AC の長さを求め，それを $\sqrt{2}$ で除することによって AD と CD の長さを求めます．x を用いて表した三角形 ABC と三角形 ADC の面積の和〔$\frac{10x}{2}+(\frac{\sqrt{100+x^2}}{\sqrt{2}})^2 \times \frac{1}{2}$ $=5x+\frac{100+x^2}{4}=64$〕という方程式を解くことによって x が求められますが，これもやはり頭を使った解き方ではありません．使っているのは三平方の定理，ならびに二次方程式の解法でしかないからです．

　小学生は図 6-6 の右側のように四角形を 4 つ合わせた正方形を作って解きます．この正方形の面積は 64 cm²×4＝256 cm²ですから，その一辺の長さは 16 cm，したがって AB の長さは 16 cm － 10 cm＝6 cm となります．

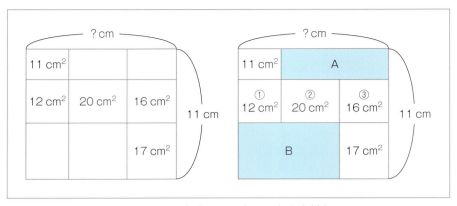

図 6-7　水平思考を試す図形の問題 3（左），ならびにその解き方（右）

　三平方の定理や二次方程式の解法を使った解き方は，頭ではなく，道具を使った解き方であるということを学生にあらためて理解してもらいましょう。三平方の定理あるいは二次方程式の解法という道具に頼ってばかりいると，ありとあらゆる問題が定理あるいは方程式の解法を使えば解けると思い込んでしまうものです。それは特定の手段や方法に固執すると，視野が狭くなってしまうということなのですが，このような事態を戒める名言がありますので紹介しておきましょう。「工具箱にハンマーしかないと，あらゆる問題が釘に見えてしまう（If all you have is a hammer, everything looks like a nail）」[6]。必要に応じて，英語とともに学生に伝えてあげましょう。

　固定観念に縛られたり，過去の成功体験に照らし合わせて手段や方法を限定してしまったりして，問題の本質を正しくとらえられなくなるのは学生に限りません。教師自身の戒めにもなるはずです。グループワークで「何か」を創り出すためには，このような道具的思考に頼っていてはいけません。垂直思考そのものを否定するわけではありませんが，垂直思考しかできないと，発想が広がらず，定番の考え方しかできなくなってしまう危険のあることも学生に伝えましょう。

● 解決の糸口・着眼点を発見することを心がける

　図形の問題をもう一つだけお知らせしておきましょう。図 6-7 は縦が 11 cm，横の長さがわからない長方形が 4 本の直線によって 9 つの異なる四角形に区分されたことを示しています。9 つの四角形のうち 5 つの四角形については面積がわかっています。これをもとに大きな長方形の横の長さを求めなさいという問題です。

　ほとんどの学生が面積のわからない四角形の辺の長さを文字に置き換えて解こうとしますが，それでは変数が多くなりすぎるので解けません。注目すべきは 9 つに区分された四角形それぞれの面積ではなく，右図の青色で塗りつぶした部分の面積です。中段の①の面積と②と③を合わせた面積の比は 12：36 すなわち 1：3 ですから上段の A の部分の面積は 33 cm² になります。中段の①と②を合わせた面積と③の面積の比は 32：16 すなわち 2：1 ですから下段の B の部分の面積は 34 cm² となります。図 6-7 に示された四角形の面積と A ならびに B の部分の面積を合わせたものを 11 で割れば，元の大きな長方形の横の長さが求められます。

　次は図形ではなく算数の問題です。図 6-8 に問題を示しました。これは第 5 回算数オリンピックで小学生高学年および中学生向きに出されたものです。

　ほとんどの学生がサバ・アジ・イワシ・サンマの数を a・b・c・d などの文字に置き換え，130a＋170b＋78c＋104d＝3600 という式を立てますが，変数が多すぎるために，これでは解けないというこ

> 良子さんは 魚屋さんで 次の魚のどれも1匹以上買い
> ちょうど3600円払いました
> 1匹当たりの値段はサバが130円 アジが170円
> イワシが78円 サンマが104円でした
> さて アジを何匹買ったでしょうか

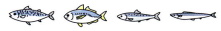

図6-8 水平思考を試す算数の問題

とに気づいて立ち往生してしまいます。この問題でも，やはり視野を広げ，どこかに解決の糸口になるものはないかと探すことが必要です。サバとイワシ，サンマの値段がすべて13の倍数になっていることに気がつけば，しめたものです。つまり，サバとイワシとサンマの合計金額は13の倍数になっているということです。合計金額の3600円を13で割るとあまりは12になりますが，このあまりはアジを買ったことによるものです（3600÷13＝276 あまり12）。

アジ1匹の代金を13で割るとあまりは1になります（170÷13＝13 あまり1）。

もし，アジを1匹買ったとすれば，合計代金を13で割ったときのあまりは1になります。アジが2匹ならあまりは2になります。アジが1匹増えるごとに，あまりも1ずつ増えていきます。つまり，あまりが12になるということは，買ったアジが12匹であるということです。

この他にも興味深い解き方があるので紹介しておきましょう。60代の主婦が考えた解き方だそうです[7]。

①合計金額が3600円なので，末尾が0になるように買わなければならない。
②そのように工夫すると，イワシ2尾とサンマ1尾の組み合わせが260円，このとき残額は3340円。
③サバとアジの1尾ずつの組み合わせが300円。どちらも10尾買うと3000円。
④残る340円をお釣りがないように使うならば，さらにアジを2尾買えばよい。
⑤③と④をあわせてアジは12尾。

公式や解き方を暗記しているだけでは解けない良問です。問題を解くときに，すぐに公式や解法をもち出すのは，道具を用いる作業にすぎないこと，そして，それは知らぬ間に習慣化されてしまったものであること，そこから解放されるためには道具に依存しない考え方を強く意識することが必要であること，頭を使って考えるためには，安易に道具に飛びつかず，視野を広げて考えることが大切なこと，そういったことを学生に伝えてあげましょう。

着眼点発見のトレーニングにつながるナンバープレイス

数独あるいはナンバープレイス（ナンプレ）として有名なパズルも着眼点を発見するトレーニングになります。このパズルを解くためには，9×9のマス目に入れられた数字からヒントとなる情報を発見しなければなりませんから，注意深く情報を発見する必要性を体感できるはずです。また，工夫次第で，さらに独創的なパズルに変えることのできる汎用性を携えています。ご存知の方も多いとは思いますが，念のため，ルールを説明しておきます。ルールは以下の3つです。

1. タテの9列には1～9の数字が一つずつ入ります

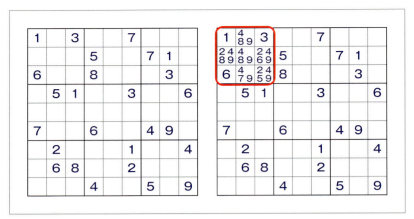

図6-9　着眼点を発見するナンプレの問題

2. ヨコの9列には1～9の数字が一つずつ入ります
3. 太い枠で区切られた3×3の9ブロックにはそれぞれ1～9の数字が一つずつ入ります

　図6-9の例題の右側には好ましくない解き方の例を示しました。左上の3×3のブロックに限り，空いているマス目に入りえる数字の候補を小さい文字で書き込んであります。これは小さなサイズの数字が一つしかないマス目から埋めていくという機械的な作業のための準備なので，頭は使っていないと考えなければなりません。まずは上記のルールにしたがって，解き方を簡単に説明していきましょう（図6-10）。
　a～cの横3列について見ていきます。「3」はオbのマスにしか入らないことがわかります。同様に「1」はオcのマスにしか入りません。d～fの3列についても同じ作業をすると，ウeのマスに「6」が入ります。g～iの3列についてはアhのマスに「4」が，クiのマスに「2」が入ります（この作業でマスに収まった数字は赤色で示してあります）。次にア～ウの縦3列について同じ作業をします。イiのマスに「1」が入ります。エ～カではエeに「1」が，キ～ケではクaに「4」が入ります（これらの数字は緑色で示しました）。新たに赤色の数字と緑色の数字が入ることによって，ケfとキhのマスに「1」が入ることがわかります（この数字は茶色で示してあります）。ここまでは誰でも簡単にできる作業です。
　続いてhの横列に注目します。空いているマスに入る数字は「3・5・7・9」ですが，右下の3×3のブロックにはすでに「5・9」の数字が入っているので，クhには「7」が，ケhには「3」が入るとわかります。これに引き続いて，エhには「9」が，オhには「5」が入ります。同様に，iの横列の中の空いているマスに入る数字は「3・6・7・8」ですが，左下のブロックには「6・8」が入っているので，アiには「3」が，ウiには「7」が入ります（残る2つのマスの数字はまだ確定できません）。現段階でケの縦列には空いているマス目が4つあり，そこに入る数字は「2・5・7・8」ですが，右上のブロックに「7」が入っているため，「7」はケeに入ることがわかります。これまでの作業で新たに入った数字を紫色で示しましたが，この入力に伴って確定できるマス目の数字も合わせて同じ色で示しました（図6-11）。
　今までの作業で空いたマス目に入った数字をすべて赤色に置き換えました（図6-12）。
　ウの列の空きマスは2つで，そこには「2・4」の数字が入るので，ウfに「2」が，ウbに「4」が入ることがわかります（この作業ならびに，これに引き続いて確定できた数字を緑色で示してありま

第6章 スモールワークで大切なことを再確認する

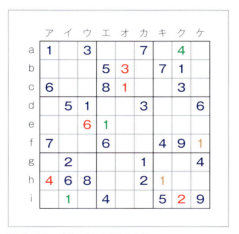

図6-10　ナンプレの解き方①

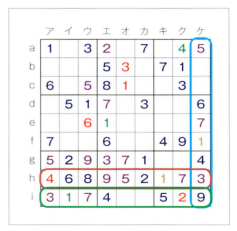

図6-11　ナンプレの解き方②

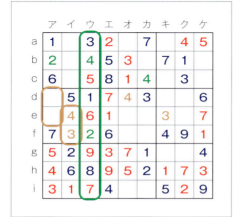

図6-12　ナンプレの解き方③

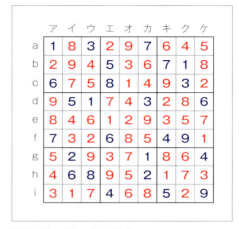

図6-13　ナンプレの答え

す）。続いて中段左のブロックに注目します。空いている4つのマス目には「3・4・8・9」が入りますが，アの列にはすでに「3・4」が入っているので，この2つの数字はイの列に入ることがわかります（この作業，ならびにこれに引き続き特定できる数字を茶色で示しました）。同様の作業を繰り返していくと必ずこのパズルを解くことができます（図6-13）。

　数字を入れていくためには，注意力と論理的思考が求められますが，それが短時間のゲームで確かめられるので，ウォーミングアップには向いていると思います。

● 新しい問題を創ってみる

　ナンプレは何度か解くうちに新鮮味が感じられなくなるかもしれません。そこで，以下に示すように，ルールを新たに付け加える工夫を施してみます。図6-14は従来の3つのルールに，「2本の対角線上の9マスにも1～9の数字が一つずつ入ります」という4番目の新たなルールを付け加えたものです。このルールが加わることで，そうではない問題に比べると，より多くの注意力が求められます。

　図6-15は，4番目のルールとして「右表のA～Iには1～9の数字が一つずつ入って魔方陣を作ります。その数字が左のマスのA～Iに入ります」を加えたものです。この魔方陣では，タテ・ヨコ・ナナメに並ぶ3つの数字の合計がすべて同じになります。魔方陣を解かないとナンプレの問題が解けな

87

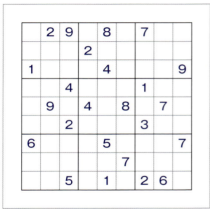

図 6-14　新しい問題①

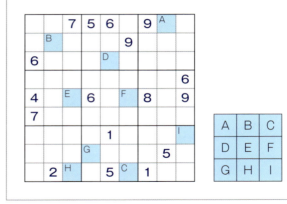

図 6-15　新しい問題②

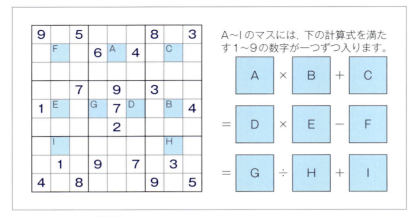

図 6-16　新しい問題③

いのですが，魔方陣のどのマスに何の数字を入れるかは，左側の 9×9 のなかから見つけ出さないといけません。2 つのパズルを合体した問題は学生にとって，かなり新鮮に感じられるようです。

　図 6-16, 図 6-17, 図 6-18 に，ナンプレと他の問題とを合体させた新しい問題を例示しておきました。これを学生に解いてもらうのもよいのですが，ナンプレに慣れてきた頃を見計らって，このような問題を学生に創作させるのもよいと思います。学生は一所懸命に工夫を凝らして，まだ誰も創案したことのないような問題を作ろうとします。その際，留意すべき事柄には十分に気を配り，さらに問題を解く人の立場も考えた良問が創られることも，しばしばです。

スキーマに気をつける

　多角的に物事を見つめたり，考えたりするためには，自らのうちに固定的なものの見方・考え方があるかどうかを確認する（というよりは，あることに気づく）必要があります。私たちの頭の中には，過去の経験に基づいて認知や行動に関する枠組みが作られますが，自らの言動はこの枠組み（スキーマ：schema）に，しばしば支配されます。そのことを短時間で鮮やかに体験することのできるワークを紹介しましょう。

　学生には，まず，次の問題を提示します（表 6-2）。

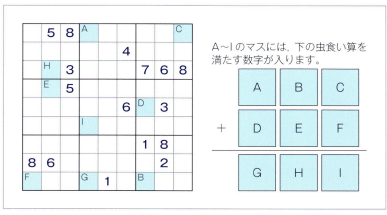

図 6-17　新しい問題④

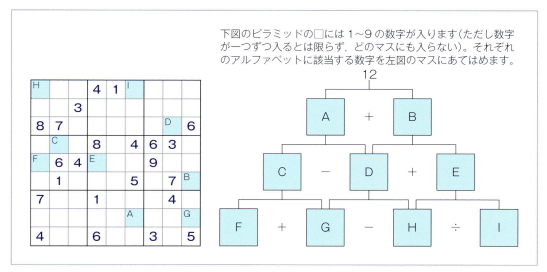

図 6-18　新しい問題⑤

表 6-2　スキーマ形成を体験できる問題

	汲みたい量	水瓶 A	水瓶 B	水瓶 C	入手方法
1	100	21	127	3	B−(A+2C)
2	99	14	163	25	B−(A+2C)
3	5	18	43	10	B−(A+2C)
4	21	9	42	6	
5	31	20	59	4	B−(A+2C)
6	20	23	49	3	
7	18	15	39	3	
8	25	28	76	3	
9	22	18	48	4	
10	6	14	36	8	

※ B−(A+2C)が最善手となるのは上記の 4 組のみ。

「3つの水瓶があります。Aの水瓶には14ℓ，Bには163ℓ，Cには25ℓ入ります。この水瓶を使って99ℓの水を汲みたいと思います。どのようにすればよいでしょうか。A，B，Cなどを使った数式で表現してみてください。ただし，どの水瓶も水平に置き，水の移動はひしゃくなどを用いてすることとします。」

　AもCも容量が99ℓより小さいので，Bの水瓶から64ℓの水を除けば99ℓの水が得られるとわかります。64ℓ＝25ℓ×2＋14ℓですから，これをアルファベットを使って表すと「B－(A＋2C)」となります。このことを学生が理解してから，次の問題を出します。

　上から順番に解いていくと，はじめの3問は先ほどの例題と同じく「B－(A＋2C)」という手続きを踏めば汲みたい量の水を得ることができるとわかります（実は2番は例題と同じなのですが，ほとんどの学生がそのことに気づきません）。8番を除き，すべてが例題と同じ手続きで汲みたい量の水を得ることができます。ところが，たとえば4番は，もっと簡単な手続き(A＋2C)で水を得ることができます。6番は(A－C)，7番は(A＋C)，8番は(A－C)，9番は(A＋C)，10番は(A－C)という手続きで，それぞれ目標を達成することができます。しかし，かなりの数の学生が8番を除いて，すべて例題と同じ手続きの式を入手方法の欄に記入します。この8番さえも実際に問題を解くことなく，そこに至るまでの流れで勝手に「どれも同じだ」と判断して例題と同じ手続きの式を記入してしまう学生も少数ながらいます。

　パターンとしては，①すべて例題と同じ手続きを記入する，②8番で例題と同じ方法が通用しないことに気づき，8番だけ例題とは違う手続きの式を記入する，③8番で例題と同じ方法が通用しないと気づいたのち，9番と10番において例題とは違う方法で目標を達成できる式を記入する，④8番で気づいたのち，さかのぼって1番から見直し，4番，6番，7番の達成方法を変更する，この4つが考えられます。しかし，類型化することにはあまり意味がありません。たった数分という短時間であっても，「B－(A＋2C)」という手続き式が思考を支配するスキーマになった（あるいはなりうる可能性があった）と気づくことに，このワークの意味があります。この問題でのワークをさらに鮮やかに感じてもらうためには，かなりの時間をかけてスキーマが形成される例をあらかじめ示してあげるとよいでしょう。

　ドヴォルザークの交響曲第9番「新世界より」の第2楽章は，「家路」（あるいは「遠き山に日は落ちて」）の原曲として知られています。下校の時に放送されていた，キャンプファイヤーの時に歌ったという経験をもつ者が多く，長年の経験から誰もが夕方の歌だと思い込んでいます。しかしながら，「新世界より」を幾度も聴いていると，第2楽章が夜明け前から日の出までの時間帯を表しているのではないかという印象を強く抱きます。第2楽章のイントロ部分だけを学生に聴いてもらったあとで，それがどの時間帯を表すと感じたかと尋ねると，「朝・昼・夕方・夜」のなかでは圧倒的に「朝」が支持されます。「新世界より」の第2楽章のイントロ部分を聴いて「朝」だと感じた学生のほとんどがその後に馴染みのフレーズが出てくるのを聴いて，自分は勘違いをしていた，これは夕方の曲だと考えます。この「夕方の曲」が長きにわたる時間をかけてつくられたスキーマの一例です[8]。

　キャンプファイヤーの時に，あるいは下校の時間帯に，何度も繰り返して耳にしているうちに，これは夕方（あるいは夜）の曲だというスキーマが作られてしまったのだということを先ほどのワークの前に学生に伝えておくと，「水瓶の問題」でスキーマが短時間であっても形成されることが驚きをもって鮮明に理解されるはずです。

註

1) 第 4 章の註 5)で紹介した，『この本の名は？』(レイモンド・M・スマリヤン［著］，川辺治之［訳］〔2013〕，日本評論社)にはこの種の問題が数多く掲載されています。

2) 答えは前から 3 番目の人。「1 分経ちました」というアナウンスを聞いたとき，誰も部屋から出ることはできません。ここで，一番情報量が多い最後尾の人が出られない理由を考えます。最後尾の人が部屋の外に出られないのは，その人の前の 2 人の帽子の色が違うからです。もし前の 2 人の帽子が「白」と「白」，あるいは「赤」と「赤」なら，アナウンスを聞いた途端に部屋の外に出ることができたはずです。したがって，前の 2 人の帽子の色が違うということになるのですが，後ろから 2 番目の人のかぶっている帽子の色は，その人の前の人がかぶっている帽子の色とは違うということですから，その人の帽子の色は前の人がかぶっている「白」とは違う「赤」ということに気がつくのです。

3) 円柱もしくは半円柱が答えです。正面からみるとくぼんでいる部分は，側面からみると円周部分が切り取られたように見えるからです。実際に紙で円柱を作って確かめてみてください。

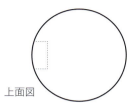

上面図

4) この問題は以下のホームページを参考にしました。
・PRESIDENT Online 2017.10.22「小学生の算数センス　●×●＝256 が『解ける子』と『解けない子』の差」
http://www.sankeibiz.jp/smp/econome/news/171022/ecc1710221312002-s2.htm（2018 年 3 月 27 日閲覧）

5) この問題は以下のホームページを参考にしました。
・PRESIDENT Online 2017.10.15「●×●＝256 が解ける子解けない子の差－4 つの解法をすぐ思いつくか？」
http://president.jp/articles/-/23368（2018 年 3 月 27 日閲覧）

6) このオリジナルはアメリカの心理学者アブラハム・ハロルド・マズロー(Abraham Harold Maslow)の著書 "The Psychology of Science"(1966)にある，"I suppose it is tempting, if the only tool you have is a hammer, to treat everything as if it were a nail." とされているそうです。以下のホームページを参照してください。
・burnworks コラム「ハンマーしか持っていなければすべてが釘のように見える」
https://burnworks.com/news/article/159/（2018 年 3 月 27 日閲覧）
また，ラムズフェルド元米国国防長官が，『攻撃計画』(ボブ・ウッドワード［著］，伏見威蕃［訳］(2004)，日本経済新聞社)のなかで「得意な手」に頼る政治手法を，この言葉を用いて皮肉られたことがあると，2014 年 1 月 23 日の読売新聞「編集手帳」に掲載されていました。

7) 吉田敬一(2017)『この問題とけますか？』，大和書房

8) もともとは，イロコイ人の連盟設立を助けた伝説的英雄であるハイアワーサを歌ったロングフェローの叙情詩「ハイアワーサ(の歌)」に，ドヴォルザークが第 2 楽章の曲想のヒントを得たとされているのですが，ニューヨーク国民音楽院でドヴォルザークの同僚だった W. A. フィッシャーが，この美しい旋律に歌詞をつけて歌曲「Goin' Home」として発表しました。つまり，フィッシャーはドヴォルザークの曲想を理解していなかったのではないかと推察されるということです。日本では堀内敬三が 1946 年にその歌曲を「家路」として翻訳しました。翻訳者はもしかしたら原曲を聴かなかったのかもしれません。さて，日本には筆者以外にも，この第 2 楽章が朝を表すのだと感じている人がいます(いました)。それは宮澤賢治です。
宮澤賢治はこのドヴォルザークの交響曲第 9 番「新世界より」の第 2 楽章の主題に，自分の詩をつけて「種山ヶ原」として歌っていましたが，その時期は，少なくとも 1924 年の夏にまで，つまり堀内敬三の翻訳が登場する前にまでさかのぼることができるそうです。最後に 1925 年 7 月 19 日という日付のある『種山ヶ原』という詩を紹介しましょう。
・宮沢賢治の詩の世界「種山ヶ原」
http://www.ihatov.cc/song/tane.html（2018 年 3 月 27 日閲覧）
・宮沢賢治の詩の世界「種山ヶ原」草稿
http://www.ihatov.cc/haru_2/182_d.htm（2018 年 3 月 27 日閲覧）

種山ヶ原

まっ青に朝日が融けて
この山上の野原には
濃艶な紫いろの
アイリスの花がいちめん
靴はもう露でぐしゃぐしゃ
図板のけいも青く流れる
ところがどうもわたくしは
みちをちがへてゐるらしい
ここには谷がある筈なのに

こんなうつくしい広っぱが
ぎらぎら光って出てきてゐる
山鳥のプロペラアが
三べんもつゞけて立った
さっきの霧のかかった尾根は
たしかに地図のこの尾根だ
溶け残ったパラフヰンの霧が
底によどんでゐた，谷は，
たしかに地図のこの谷なのに

こゝでは尾根が消えてゐる
どこからか葡萄のかほりがながれてくる
あゝ栗の花
向ふの青い草地のはてに
月光いろに盛りあがる
幾百本の年経た栗の梢から
風にとかされきれいなかげらうになって
いくすじもいくすじも
こゝらを東へ通ってゐるのだ

第 **7** 章

グループワークにアクセントを

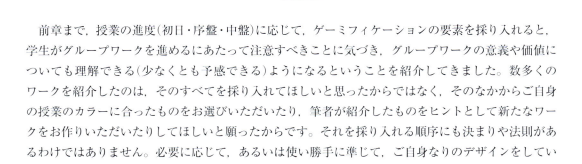

　前章まで，授業の進度（初日・序盤・中盤）に応じて，ゲーミフィケーションの要素を採り入れると，学生がグループワークを進めるにあたって注意すべきことに気づき，グループワークの意義や価値についても理解できる（少なくとも予感できる）ようになるということを紹介してきました。数多くのワークを紹介したのは，そのすべてを採り入れてほしいと思ったからではなく，そのなかからご自身の授業のカラーに合ったものをお選びいただいたり，筆者が紹介したものをヒントとして新たなワークをお作りいただいたりしてほしいと願ったからです。それを採り入れる順序にも決まりや法則があるわけではありません。必要に応じて，あるいは使い勝手に準じて，ご自身なりのデザインをしていただければと思います。

　本章では，毎回の授業に採り入れているゲーミフィケーションとは異なった観点から，グループワークにどのようなアクセントを施すと，新鮮味が保たれ，学生のモチベーションを維持することができるか，そのことについて考えていこうと思います。

1 | 他のグループの動向を知る

　学生はグループワークの回数を重ねていくと，他のグループの様子が気になり始めるものです。自分たちと同じような取り組みをしているのか，進捗状況に違いはあるのか，コミュニケーションは円滑に行われているのかなど，できることなら知りたいと望む学生がかなりの割合でいると考えたほうがよいでしょう。このニーズにはぜひとも応えたいものです。

● World Café（ワールド・カフェ）を開催する

　アニータ・ブラウン（Juanita Brown）とデイビッド・アイザックス（David Isaacs）が 1995 年に開発したワールド・カフェを開催してみるのはいかがでしょうか。それは「知識や知恵は，機能的な会議室のなかで生まれるのではなく，人々がオープンに会話を行い，自由にネットワークを築くことのできる『カフェ』のような空間でこそ創発される」という考えに基づいた話し合いの手法です[1]。このような話し合いを教室でも実践しましょう。この手法に基づいた話し合いを実施すると，他のグループの様子を知るだけではなく，自らのグループの活動を見直すきっかけを手にすることもできるようになります。その実施にあたっては幾通りものバリエーションがありますが，ここではシンプルであり，かつ話し合いの進行や展開を他人任せにするフリーライダーを発生させないものを紹介したいと思います。

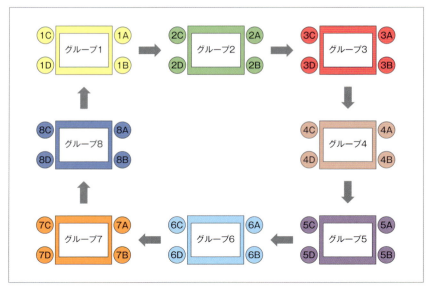

図 7-1 ワールド・カフェ開始前の着席状況

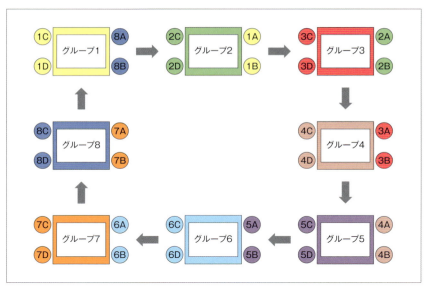

図 7-2 各グループから 2 名の学生が隣のテーブルへ移動した後の様子

　ここでは 4 人で編成されるグループが 8 つあるクラスを想定することにします。図 7-1 のように，それぞれのグループ単位で着席している学生が，各グループより 2 名ずつ，隣のグループに移動します。たとえばグループ 1 から 1A，1B の学生がグループ 2 へ，グループ 2 からは 2A，2B の学生がグループ 3 へというように，グループ n から nA，nB の学生がグループ(n+1)へ，それぞれ移動します。なお，グループ 8 からは 2 名の学生がグループ 1 へ移動します(図 7-2)。

　ここから今までとは違うメンバーによる「話し合い」を始めます。この「話し合い」は全くのフリートークではなく，次のような簡単なルールにしたがうものとします。まず，隣のグループに移動した学生 2 名のうち 1 名が，自分のグループでどのような取り組みをしているのか，進捗状況はいかほどであるかなどについて，移動した先のグループメンバーに伝えます。

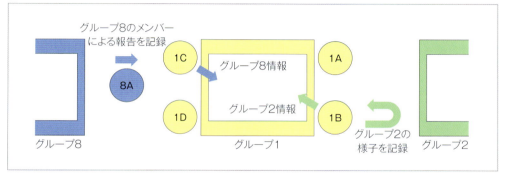

図 7-3　各グループにおける隣接する他グループの情報を共有する様子

　たとえばグループ2に移動したグループ1の学生のうち1Aがそのような作業を担当することにします。グループ2に残っている学生のうち2Cが1Aの伝えた内容を記録します。続いて，学生2Dが自分たちのグループ2で，どのような取り組みをしているのか，そしてそれがどの程度進んでいるのかを説明し，学生1Bがそのメモを作成します。どのテーブルでもこれと同じ作業をします。さらに，それぞれが説明とその記録を終えたら，相手から自分たちの取り組みについてコメントをしてもらうようにするとよいでしょう。

　以上をとり行った後，移動した学生A，Bは元のグループに戻ります。戻ってきた学生A，Bに対して学生Cが，学生A，Bが不在中に伝えられた反対側のグループの様子と自分たちの取り組みに対して残してくれたコメントを伝えます。他方，戻ってきた学生のうち，Bが移動した先で得た隣のグループの状況と自分たちの取り組みへの評価を学生C，Dに伝えます。グループ1を例にとると，学生1Bがグループ2の様子とグループ2のメンバーからのコメントを1Cと1Dに伝え，学生1Cがグループ8の状況とグループ8のメンバーからのコメントを学生1Aと1Bに伝えることになります。このように一度移動するだけで，どのグループも両隣のグループの状況と自らの取り組みに対する複数の評価を知ることができるようになります(図7-3)。

　こうして他のグループの様子ならびに自らの取り組みへの評価を知ると，それを自らのグループワークを見つめ直すための情報として活用することが可能になります。1グループを構成する員数が4名より多い場合には，訪問するグループの数を増やしてもよいでしょう。また，人数の多寡によらず，時間に余裕があり，学生からリクエストがある場合には，一度目とは訪問先を変えて，再度，ワールド・カフェを実施するとよいと思います。なお，ここに紹介したのは，あくまでも一例にすぎないので，員数やグループ数あるいは活用可能な時間の長さなどに応じて，適宜，工夫を施してみてください。

　ところで，先に挙げたブラウンとアイザックスは，ワールド・カフェにおいて実りある対話を生み出すためには守るべき事柄がいくつかあると指摘しています。実際にそれまで一緒にワークをしていたグループを離れ，別のグループに移動すると(しかも移動した先のグループに，今までほとんど会話をしたことがない人がいると)，何を話せばよいのかと迷ってしまったり，単なる業務報告的な伝達ばかりがなされてしまったりすることが起こりえます。そこで，何のためにメンバーを交代して話し合うのか，その目的を明確に定めるとともに，話し合いの出発点においてズレが発生しないように，まずは報告する内容について，続いて，それをもとにして話し合う事柄について決めておくことが必要となります。しかし，だからといって，その約束事に縛られて自由に話せなくなってしまってはメンバーが移動した意味がなくなってしまいます。その場にいる人たちが，共に考えたり，話し合ったりするきっかけになる建設的な質問を考えると，全員が安心感を抱きながら話し合いに参加し続けることがで

きるようになります。そのような質問を今までとは違うメンバーの間で考えるように促しましょう。

メンバーが移動することによって新たなグループワークをすることが目的なのではなく，移動する前にそれぞれのグループで話し合った内容や思考のプロセスを伝え合うことで，視野を広くもち，多角的な観点から，自分たちの，あるいはクラスに共通の課題・テーマにアプローチできるようにすることこそが大切な目的であることを忘れないようにしなければなりません。そのことは必ず学生に伝えるようにしましょう。

● グループワークの中間報告をする

上記のワールド・カフェは，いつもとは違う顔ぶれで話し合うだけでなく，複数のグループから自分たちの取り組みへの感想(場合によっては提案)を受け取ることができるので，十分に刺激的だと思います。しかし，すべてのグループの様子を知りたいと願う学生のことを忘れてはなりません。各グループがどのような課題を設定したのか，その課題を選んだ理由が何であり，探求作業の進捗状況がいかほどのものであるのか，さらにここに今後の展望を加えたものを発表する機会を学期の中間あたりに設けると，そのような要望に応じることができます。

筆者の担当する授業では，以前は期の終盤に各グループが一度限りのプレゼンテーションをするだけでしたが，中間報告を授業スケジュールに採り入れることにより，どのグループも課題の達成に向けた後半の作業計画をより具体的に立てることができるようになりました。計画が具体性を帯びると，その実現に向かってグループメンバーの結束はより強いものになります。また，どのグループも省察の契機と今後の作業への励みを得ることができるように，中間報告の内容を受講者全員で評価するようにもしています。

実は，これは学生スタッフ(ラーニング・アシスタント：LA)の発案で始まりました。クラス全体で各グループの状況を知り，共有することが目的ですので，数字などで評点をつけるのは適切でないと思います。省察を意味深いものにし，次なるワークの展開を建設的なものにするためには，「数字ではなく，学生の励みになるような，断定的ではない標語」[2]が適切であると考え，その旨を伝えて評価用のシートを LA に作ってもらっています。この作業には，各グループが情報を提供することと，その情報を知ったうえで，中間報告を見聞きした学生がどのような印象を抱いたのかを，報告したグループに伝えるという双方向性が不可欠です。

図7-4 に中間報告において各グループが提供すべき情報を示します。これは筆者が担当する授業で活動する LA が作成したものです。中間報告では決して完成度を求めず，着想の素晴らしさや今後の可能性への期待などをお互いに評価したり，表明したりすることを重視するので，どのグループもここに示された内容については必ず報告することにしています。もちろん，ここに記されていない情報を開示することを禁じるものではありません。この共通フォーマットに則ってなされた中間報告に対して，他のグループのメンバーが抱いた印象を見た目にわかりやすく示すために LA が作成したのが，図7-5 の評価用シートです。

各グループの中間報告を評価する観点には，着眼点の素晴らしさ，アイデアの卓越性，論理的整合性，プレゼンテーションの巧みさ，期待度の大きさ，グループメンバー間のコミュニケーションの充実度が挙げられ，それぞれを学生が Facebook でお馴染みの「いいね」のマークの数で評価するようにデザインされています。ここには自由記述欄がありますから，上に示されたものとは違う観点からの印象や感想が記されることもありますが，それを以下に記す方法によって誘導すると，学生たちの励みとなる言葉がいくつもつづられるようです。それは図7-4 に示した中間報告用ワークシートを拡大コピーしたものを教室内の壁面にポスターのように貼り付けて掲示し，そこに学生が感想などを記

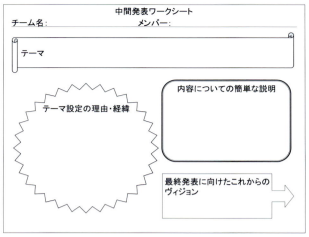

図7-4　LAが作成した中間報告用ワークシート

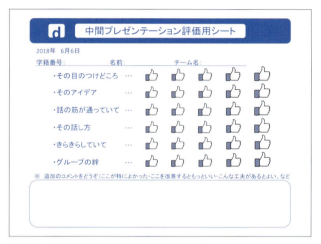

図7-5　LAが作成した中間報告の評価用シート

した付箋を貼り付けていくというものです（図7-6）。この方法もLAの発案から生まれたものですが，付箋によって伝えられたメッセージは学生にとって大いなる刺激となり，また励みともなっています。

2｜自分たちのグループワークの現在地と目的地を把握する[3]

　ワールド・カフェを開催したり，中間報告を実施したりすることによって，他グループの状況を知り，他グループから見た自グループの評価などを把握することができます。それは自グループの作業全般を見つめ直し，課題を再設定したり，課題探求のアプローチを修正したりすることにもつながります。その際，大切なのは他グループとの比較で見えてくる自グループの相対的な位置を知ることではなく，自分たちが立てた目標に至るまでに設置した複数のマイルストーン（中間目標点）のどのあたりまでたどり着いているのかを確認することなのです（➡コラム「コーヒーブレイク」，p98）。

　とはいえ，新入生にそのような働きかけをしたり，毎回毎時，学生に省察と共有を促すのはむずかしいと考える教師もいることでしょう。しかし，以下に紹介するルーブリックを用いると，学生が現在地と目的地を確認するのを無理なく促すことができます。

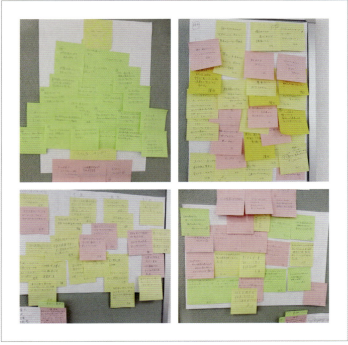

図 7-6　中間報告の様子：拡大した報告用シートに寄せられたコメント

コーヒーブレイク

グループワークの目的と目標（インパクトシート）

　私の看護学校では，学内の講義・演習あるいは学外の臨地実習でも，学生が意志をもって授業に参加することを大切にしています。グループで活動する授業でも，あらかじめ個人で，「この単元で，自分は何のために何を学びたいのか」と目的と目標を明確にしておきます。そのあと，グループメンバー同士で各自の目的と目標を伝え合ったのち，全員が一緒に向かっていけるグループの目的と目標を新たに設定し，学習を進めていきます。授業終了後は，鈴木敏恵氏[※]のアドバイスを受けて活用している"インパクトシート"(A4 判 1 枚に「今日の目標・達成度，今日のインパクト・感想」を書き込むのもの)に一人ひとりが記入し，教員に提出します。授業開始前に「本日の目標」を書くことは，「教員が決めた学習」から「自分で決めた学習」へと変化することを可能にしています。加えて，終了後に「達成度」を書くことは，いつも目標に照らして自分の行動を振り返る習慣をつけることにつながっています。「今日のインパクト・感想」を書くことは，"びっくりした""悔しかった"など感情を伴った学生の生の声を表現する機会になっています。

　このように学生にとっては，受身の学習から意志をもった学びへ導くと

98

第7章 グループワークにアクセントを

同時に，自分の学び方を省察するシートであり，教員にとっても，目には見えない学生たちの理解度や学び・感じたこと・グループワークの進捗状況などを把握でき，次の授業展開へとつないでいく貴重なシートになっています。

また，教員たちは，毎回の授業のインパクトシートをまとめて他の学生が読めるようにしていたり，インパクトシートを入れているポートフォリオを学生間で閲覧できるようにしたりすることで，学生・教員だけではなく，学生同士で学び合いができるように工夫をしています。このような仕掛けをつくることで，他者と自分とは異なることや，どの人も自分よりも優れているところがあることを知り，相互理解が深まります。また，誰よりも自分を成長させてくれるのは教員ではなく一緒に授業を受けている学生だということにも気づくようになり，仲間とともに「学び合う」風土ができていきます。

中間やまとめの会の発表は，自分たちのグループワークを省察するための新たな情報としてとらえ，学生たちは真剣に聞いています。また，質疑応答も盛んです。他のグループから賞賛を得てメンバーとともに喜んだり，自分たちが見落としていたことや不足していたことに気づき悔しがったり，と学生たちの表情は実に豊かです。「次はこんな風にしたい!!」と，目の前にある結果だけにとどまらず，常に先をみて成長し続ける学生たちを，教員たちは温かく見守っています。

※鈴木敏恵：シンクタンク未来教育ビジョン代表　http://suzuki-toshie.net/
インパクトシートは，鈴木敏恵(2010)『ポートフォリオとプロジェクト学習』，医学書院を参照してください。

(水方智子)

● 誰のためのルーブリックなのか

最近はルーブリックに関心が寄せられるようになり，また，活用する教師も増えてきているようですので，詳しい説明は必要ないかもしれませんが，ここではルーブリックを「ある課題について，できるようになってもらいたい特定の事柄を配置するための道具」というスティーブンス(Stevens)とレビ(Levi)の定義[4]に，ひとまずはしたがうことにします。

授業では，学生にいくつかの課題を提供したり，あるいは学生自身に課題を発見・発掘・創出してもらったりしますが，学生は半期の授業が終わるまでに，その課題を達成しなければなりません。一足飛びに課題を完成することはできませんから，必要に応じて，その都度，どこまで到達しているのか，間違いなく完成に向かって進んでいるのかなどを把握しておく必要があります。しかし，その前に，自分(たち)が何を知っていて，何を知らないのか，これから何を知っていく必要があるのか，自分(たち)に何ができて，何ができないのか，これから何ができるようになる必要があるのか，そのことを把握しておかなければなりません。これがグループワークのスタートラインになるわけです。こ

99

表 7-1　ルーブリックの基本的なスタイル

	説明	尺度 m	尺度 m−1	尺度 m−2	⋯	尺度 1
観点 1		基準 1—m	基準 1—(m−1)	基準 1—(m−2)	⋯	基準 1—1
観点 2		基準 2—m	基準 2—(m−1)	基準 2—(m−2)	⋯	基準 2—1
観点 3		基準 3—m	基準 3—(m−1)	基準 3—(m−2)	⋯	基準 3—1
⋮		⋮	⋮	⋮	⋮	⋮
観点 n		基準 n—m	基準 n—(m−1)	基準 n—(m−2)	⋯	基準 n—1

※「尺度 1」とは，到達してほしい(到達したい)最高の状態という意味です。

表 7-2　ルーブリック作成例

	4	3	2	1
授業の目標	多くの教員が参考にして採り入れようとする目標設定がなされている。	学生の知的好奇心を刺激する目標が設定されている。	授業時間内に到達可能な目標が明示されている。	目標が記されていない。記されている目標が不明瞭・不適切である。
授業の方法	他の教員の授業改善に資する先端的な方法を編み出している。	担当する科目において有効であると見なされる方法を十分に活用している。	一般的に適切と考えられている方法を模倣している。	授業方法に関する知識・スキルが不十分である。
授業の準備	他の科目との関連性を視野に入れた準備がなされている。	学期を通して一貫性が保たれる授業準備がなされている。	次回の授業をつつがなく実践できる準備がなされている。	授業の実践経験が不十分で，準備に必要な事柄が理解できていない。
⋮				

のスタートラインから間違いなくゴール(目標)に到達するまでに，必ず通過しなければならないポイントもきっとあるはずです。ルーブリックは，このスタートラインと通過点，そしてゴールラインをわかりやすく示すものと考えてよいでしょう。

　表 7-1 に，最も基本的なルーブリックの例を示しました。ルーブリックには，課題・観点・尺度・基準の 4 つの要素が含まれます。観点や尺度を数多く設定すると，作業が繁雑になってしまうので，観点の数(n)はせいぜい 5 つ程度，尺度の数(m)は 4 つ程度がよいとされています。尺度については，スティーブンスとレビにならって，数字の代わりにシンプルな「上級・中級・初級」を用いてもよいですし，記述的な「特に優秀・かなり優秀・前進途中・萌芽的」という尺度を用いるのもよいでしょう。また，観点ごとに，その内容を説明してあると，評価がしやすくなります。

　これにならって作った教師のための授業改善用ルーブリックの例を表 7-2 に示します[5]。授業を構成する要素として，目標・方法・準備を評価の観点に例示しました(もちろん，それ以外にも要素はありますが，それはこれから記入するということにしてあります)。評価尺度は 4 段階としました(右から，それぞれ初心者・基本形・ベテラン・達人に対応するものとして考えています)。基準は観点による違いがなるべく生じないようにレベルに配慮して設定してあります。

　スティーブンスとレビは，ルーブリックを教師に「簡単な採点方法」を提供するものであると記述しています。しかし，それまで教師の内側にあって明示されることがなかった評価基準・評価尺度という暗黙知を，達成すべき事柄をいくつかの要素に分解したものに当てはめながら形式知のように明示したからといって，それが今までと違って高度に合理的な評価基準・評価尺度になっているという積極的な理由を筆者は見出すことができません。観点や尺度の数が限定されていますし，文字に置き換えるのが難しいことは省略されているわけですから，評価の対象からもれてしまうものが必ずあるはずです。あるいはまた，それぞれの基準に照らし合わせて，どのレベルにまで到達しているかを分

第7章 グループワークにアクセントを

図7-7 ルーブリックをもとに採点する場合の問題点①

解した要素ごとに判断することが可能なのか，分解した個々の要素によって到達度が異なる場合にはどうするのか等々，いくつもの疑問が浮かび上がってしまいます。

図7-7にはルーブリックによる採点の結果，評定点が同じになるケースを示しました。その左側はすべての観点において到達したと考えられるレベル（尺度）が異なる場合，右側にはすべての観点において到達したのが同じレベルである場合を示してあります。尺度の1に到達していた場合には5点，2に到達していた場合には4点，以下，尺度を示す数字が増すごとに点数が1点ずつ下がるものとします。右側のケースでは，どの観点でもレベル3に到達しているので，課題全体への評価（評定点）として「3」を与えるのは正しいでしょう。しかし，評定点（の合計あるいは平均）が同じであるとはいえ，左側のケースを間違いなく「3」のレベルに到達したものとして考えることができるのでしょうか。図7-8に示した4つのパターンのいずれも合計点（10点）ならびに平均点（2.5点）が同じになりますが，こちらも同様に，これらすべてを同じ合計10点（もしくは平均2.5点）として評価してよいものなのか，疑問を禁じえません。

2つ目の問題はこれと表裏一体になったものです。すなわち，教師が考案し，設定した評価基準・評価尺度を学生に伝えるばかりであると，学生は，それを自らの成長をはかったり，省察したりするためのマイルストーンとしてとらえるよりは，教師が自らに与える評価（評点）の規範として考えてしまいがちである，ということです[6]。これでは学生の全員に然るべき状態にまで到達してほしいという教師の願い（があったとしても，それ）は学生には伝わりません。学生はルーブリックに馴染みが薄いため，あるいは，その科目における教師のねらいと願いをもっぱらシラバスなどの文字情報でしか得られないので，自らの成長を把握するための，あるいは促すための工程表を作成するのは容易ではないと思われますが，だからといってお仕着せのものを与えてよいわけではありません。学生が自身の成長のために，何が必要なのかを「わがこと」として認識し，理解するためには，ルーブリックの作成に学生が関与することが大切なのだと思います。

● 学生がルーブリックを作成する

スティーブンスとレビは，授業科目の「課題」を除く残りの3つの要素について「学生と作成するルーブリック」の例を示しています[7]。そのなかの「4×4モデル」（科目の課題以外のすべての要素に

i)

	尺度1 4点	尺度2 3点	尺度3 2点	尺度4 1点
観点1	○			
観点2		○		
観点3			○	
観点4				○

ii)

	尺度1 4点	尺度2 3点	尺度3 2点	尺度4 1点
観点1	○			
観点2				○
観点3	○			
観点4				○

iii)

	尺度1 4点	尺度2 3点	尺度3 2点	尺度4 1点
観点1			○	
観点2		○		
観点3		○		
観点4		○		

iv)

	尺度1 4点	尺度2 3点	尺度3 2点	尺度4 1点
観点1				○
観点2			○	
観点3		○		
観点4	○			

図7-8　ルーブリックをもとに採点する場合の問題点②

学生が関与するモデル)は，学生が課題の達成をめざして学び，育っていく自分の姿を具体的に把握することのできるルーブリックのヒントを示していると思います。

　ルーブリック作成経験のない学生は，どこから，どのように着手すればよいのかがわからないので，まずは教師が学生に手ほどきをする必要があります。そののちに学生自身がスタートラインとゴールライン，その間のマイルストーンを設定し，いついかなるときでも，自分(たち)がどこにいるのかを把握できるように作成するのがよいでしょう。教師は自分の担当する科目を通じて，学生にどのようなことを身につけてほしいと願っているかについて，クラスルーブリックを作成して学生に示します。学生は自分の属するグループにおいて，ワークを通してどのようなことを身につけていきたいと考えているかを共有するためにグループルーブリックを作ります。そしていずれのルーブリックもあくまで課題の達成，目標への到達のための省察と新たな課題の設定を促すものとしてとらえ，成績評価のために安易に用いることを認めません。これが学習パラダイムにふさわしいルーブリックのあり方だと思います(必要に応じて，あるいはリクエストに準じて，グループルーブリックとは別に学生が個々にパーソナルルーブリックを作るのもよいかもしれません)。以下に，学生が作成したグループルーブリックをいくつか紹介します。

　表7-3，表7-4，表7-5に示したものは，比較的上手にまとめられたルーブリックの例です。このルーブリックは学生が自分たちの進めているグループワークの現在地と目的地を確認し，必要に応じて軌道修正するためのものなので(つまり成績評価に反映させるものではないので)，用語法や表現の細部にまでこだわる必要はありません。たとえば，表7-4ならびに表7-5のルーブリックには「(なり)たい」という希望が表明されていますが，これも学生の素直な心情として受容するようにしましょう。

　表7-6は，上記のものに比べると，観点が記されていなかったり，評価尺度が統一されていなかっ

第7章 グループワークにアクセントを

表7-3 学生が作成したルーブリックの例①

	観点の説明	3+	3	2	1
A 人の話を聴く	相手の伝えたいことを理解できているか。		相手が何を伝えようとしているのか考えながら聴く。	相手の意見を聴いて、自分でしっかりと理解することができる。	人の話を最後まで聴く。
B 自分の意見を伝える	意見を出し合ってわかりやすく伝えることができる。		グループで意見を出し合い、それをまとめることができる。	自分が考えていることをわかりやすく相手に伝えることができる。	コミュニケーション能力を上げる。
C 物事を考える	さまざまな視点から物事を見ることができる。		さまざまな観点から物事を見ることで偏りをなくす。	他の人とは違う視点から物事を見られるようになる。	いろんな視点から考える。
D 協調性	グループに積極的に参加し、協調性を高めることができる。		積極的に参加し、周囲のペースアップにつなげる。	グループ内での協調性を高める。	グループ内で協力して意見を出す。

表7-4 学生が作成したルーブリックの例②

	4	3	2	1
A 協力のレベル	他者との助け合いで一つのことを成功させる。	みんなで一体感を得る。	協力して一つの目標をめざす。	みんなで協力しあう。
B コミュニケーションレベル	全員が会話に参加でき、みんなで協力しあえる雰囲気を作る。	積極的に話し、発言力を高める。	全員が発言する。	楽しく話がし(たい)。
C 意見・意思の疎通	自分の意見を自分の言葉で人に伝えられるようになる。	自分の意見・意図を相手に理解してもらえるように、説明できるようになる。	自分の考えをみんなに伝えられるようになる。	自分の意見に根拠をもって話す。
D 思考方法	さまざまな角度から思考し、「こういう考え方もある」とさまざまな意見を知り(たい)。	さまざまな角度から思考し、結果へつなげる。	頭を柔らかくしていろいろな方向から物事を見る。	頭を柔らかくする。
E 意見の収集・選別	他者の意見を理解し、受け入れられるようになる。	反対意見もしっかり受け入れる。	人の話を正確に聴けるようになる。	他者の意見を聴けるようになる。

表7-5 学生が作成したルーブリック③

観点	説明	4	3	2	1
意見の発表	話し合いを円滑に進めるために自分の意見を的確に相手に伝える。	自分の伝えたいことを正確に伝えられるようになる。	話を筋を通して話せるようになる。	自分のなかで言いたいことを整理してから言う。	しっかりと自分の意見を言う。
聴く態度	相手の話を静かに聴くのはもちろん、相手が話しやすい環境を作る。	他人の話をしっかり聴けるように(なりたい)。	相づちを打ちながらテンポよく意見を出してもらえるようにする。	話す人が気持ちよく話せるような環境を作る。	黙って聴く。
意見の消化	聴いた意見から話し合いを円滑に進められるように相手の言いたいことを的確に読み取る。	話の内容全体を見通しつつ、理解できるように(なりたい)。	どんな話し手の話でも要点をまとめられるようになる。	要点を大まかながらも正確に理解できるようになる。	自分勝手な解釈をしない。

103

表7-6　学生が作成したルーブリック④

	4+	4	3	2	1
		人と助け合う。	相手の気持ちを早く察知できるようにする。	コミュニケーションを円滑にとれるようになる。	真面目に受けたい。
		考えの根拠を明確に伝える。	まとめた意見を皆に伝える。	内容に沿った話がしたい。	自分の意見や考えを伝える。
	グループで一つの意見にまとめる	自分と反対の意見からも考えて言えるようになる。	論理的に考えたい。	お互いの話を聴いて話し合う。	話の内容をきちんと理解できる。
		皆からの意見・質問を聴き，答える。	具体例を出して説明する。	班でまとめた内容を的確に説明する。	班の意見をまとめられるが伝えられない。

たりしますが，ルーブリックを一度のワークで完成させる必要はありません。グループワークを進めながら，気がついたことがあれば，その都度，それを反映させていくと，「自分たちのルーブリック」としてのカスタマイズができると思います。つまり，適宜，加筆修正を認めることが大切である，ということです。

　このようにして作成したルーブリックであれば，学生は常に目的地を意識し，現在地を確認することができるので，省察的な学習者の姿勢を自らのうちに涵養することができるようになるはずです。

　学生が自ら作成したルーブリックを用いるタイミングや頻度については，それぞれのグループに任せてもよいと思います。ただし，このような評価や確認の作業を毎回毎時行うようになると，評価することが自己目的化してしまい，その作業が形式的なものになってしまうおそれがあります。先に紹介した中間報告を採り入れたクラスならば，中間報告をするまでの間は，そのための準備が当該期間の目標になりますから，これに合わせて簡便なルーブリックを作るのも一案だと思います。中間報告において，他のグループから評価やアイデアのヒントなどをもらってからは，より具体的にグループワークの内容や進度を決められるようになりますから，それを機にルーブリックを見直し，再設計するということがあってよいでしょう。

　見直しや再設計を認めるということは，完璧なものを求めない，ということです。それは，学生に完璧を求めるのは無理だという理由に基づくものではありません。学生が省察を重ねながら歩みを進めていくことを認めるからにほかならないのです。完璧なものを求めると魔が差す，ということを私たち教師は心得て，自らの戒めにする必要があると思います[8]。

　いずれにせよ，ルーブリックを授業中に学生が作成することには，「学生自身が（教育の過程の）『主人公』であるという自覚を高め…（中略）…課題にもっと真剣に取り組み，学習に専念する立場にあるという自覚や創造性も高める」という大きな利点があると思います[9,10]。

　なお，参考のために，学生のルーブリック作成を支援する経験を有するLAが作ったルーブリックも紹介しておきましょう（表7-7，表7-8）。自ら作成する経験を積み，他の人が作成したものを丁寧に見る習慣が形成されると，このようにハイレベルのものを作ることができるようになるという例です。学生が複数の授業でルーブリック作りを体験できるような仕掛け，工夫を考えてみましょう。

3 ｜「自分史」を描く

●「自分史（life history）」の授業のススメ[11]

　新明解国語辞典（第六版）には「自分史」が立項されていて，「変動する社会や時代とのかかわりの

第7章 グループワークにアクセントを

表7-7 LAが作成したルーブリック①

観点	説明	4	3	2	1
A グループでの議論	メンバーがどれぐらい積極的に議論に参加しているか、どのように結論を出そうとしているか。	全員が積極的に議論に参加しており、メンバーそれぞれの意見を尊重した結論を出そうとしている。	ほぼ全員が積極的に議論に参加しており、メンバーそれぞれの意見がある程度尊重された結論を出そうとしている。	一部が議論を進めることに積極的ではなく、主要メンバーだけの意見で結論を出そうとしている。	全員が議論を進めることに積極的ではなく、適当な意見・一人だけの意見で結論を出そうとしている。
B 発表方法・発表態度	相手に内容が伝わるように発表方法・構成が工夫されていて、自信をもって話しているか。	相手に内容が伝わるように発表方法・構成が工夫されていて、自信をもって生き生きと話している。	相手に内容が伝わるように発表方法・構成がある程度工夫されていて、自信をもって話している。	相手に内容が伝わるように発表方法・構成が一部工夫されている。	相手に内容が伝わりづらく、自信がなさそうに話している。
C 書くことに対する姿勢	書きたいことを自由に書くことができ、文章を書くことを楽しんでいるか。	書きたいことがどんどん出てきて、文章を書くことを心から楽しんでいる。	書きたいことを自由に書くことができ、文章を書くことを楽しんでいる。	書きたいことはあるが、形式にとらわれていて、文章を書くことを楽しんでいない。	書きたいことも書き方も形式にとらわれていて、文章を書くことを楽しんでいない。

表7-8 LAが作成したルーブリック②

大項目	小項目	5	4	3	2	1
個人	積極性	参加意欲が非常に高く、個人としての目標が定まっており、他メンバーを十分に理解した行動をとることができた。	比較的参加する意欲が高く、他のメンバーの意見を促したりするなど、グループ活動をよりよいものにしようとした。	グループ活動の際は、聴く側と話す側の立場になることが同じくらいの割合であった。	グループ活動の際は、他の人の意見を聴く側にいることが多く、自分から話そうとあまりしなかった。	グループの活動に全くかかわることがなかった。
個人	役割	自分の役割を完璧にこなし、時には他のメンバーのサポートもして、グループのなかで活躍することができた。	自分の役割に与えられたもの以上の成果を上げ、グループに貢献できた。	自分の役割としてやるべき範囲のことをグループに貢献できた。	役割を果たそうとしたが、グループにあまり貢献できなかった。	グループ内での自分の役割を全く果たせなかった。
グループ	テーマおよびその内容	調査した内容だけでなく、独自の考察などが含まれていて、非常に面白いものである。	内容が他の人の興味を惹くように工夫されており、情報も十分にある。	発表するのに十分な情報を含んでおり、内容も至って普通である。	最低限必要な情報を含んでいるだけで、それ以上のものがない。	内容がわかりづらい、十分なものとは言えない。
グループ	チームワーク	チーム全体の連携が完璧であり、万が一の場面でもサポートし合えるほどになっている。	チームとしてのまとまりがあり、個人間の関係も良好である。	特に問題なく、チーム意識をもって行動ができている。	連携が不十分な部分が時たま見られるが、一応のチーム意識はある。	全く連携がとれておらず、個人が勝手に行動している。
グループ	発表	内容も申し分なく、聴き手を意識した非常に面白い発表であった。	単に伝えたいことを発表するだけでなく、興味を惹きつけようとした部分がいくつか見られた。	特に問題はなく、発表で伝えたいことを言うことができた。	わかりやすい発表とは言えないが、伝えたいことは伝えられた。	情報不足であり、発表を行えるような段階になかった。
グループ	グループワーク	意見の異なる場合でも話し合いにより合意が形成されている。また、役割が決まっておりスムーズにワークが進んだ。	自然に各人が役割をもち、グループワークを円滑に進めることができた。	ワークは進み、ある程度グループで話すことができた。	ワークをしようとしても思うようにいかず、それぞれにすれ違いが生じている。	全くワークが進まず、グループとしての機能を失っている。

105

中で，一庶民としてその人が何を考えどのように生きて来たかを書きつづった自叙伝（半生の記）」との語釈が示されています。岩波書店の国語辞典（第7版）は，これより刺激的で「自分の歩んできた人生の記録」という語釈のあとに，「1985年ごろからはやった，今までなら自叙伝など書かない庶民が自分の事の感想的回顧をしたのが多い」という補足が付け加えられています[12]。

　この言葉が人口に膾炙するようになるまでは，「半生の記」といえば，それは間違いなく名士が著した自伝のことでした。「自（叙）伝」に代わって書籍のタイトルに登場するほどに「自分史」が市民権を得たのは，日本自分史文学館の開設，日本自分史学会や日本自分史普及協会などの創設を経て，地方自治体や図書館などで生涯学習を啓発するきっかけとして，あるいは企業における研修の題材として注目されるようになってからのことです。最近では初等・中等教育機関の国語の授業などでも採り上げられるようになっています。それは，自分を見つめ直し，自分に対する理解を深め，自分らしく生きていくためのきっかけとなるという意義や価値が広く認められるようになったからです。

　高等教育機関の授業に自分史を採り入れれば，一部の学生に欠落している（もしくは希薄になっている）当事者意識を回復するきっかけになるでしょうし，何よりメンバー相互の関係が密になり，その後のグループワークがより充実したものになります。

　そればかりか，他者が歩んできた道に対しても，自分の足跡を見つめるときと同じ眼差しを向け，愛おしく思う気持ちを等しく抱く機会となることを見過ごしてはいけません。それはまさに協調性の発露につながるものですし，ホスピタリティの涵養にも十分に資すると考えられます。とはいえ，40名規模のクラスのなかで，「書き物」としての40余話の自分史を共有するのは容易なことではありません。では，このような価値や可能性のある自分史に重さを感じることなく，それを互いに開陳し，共有するためにはどうしたらよいのでしょうか。

◉「自分史」の授業の進め方

　筆者の担当するいくつかの科目では，「自分史」をテーマとして学生が60分間ほどの授業を展開したことがあります。その授業にLAとして入っていた学生が，「自分史を描く」ことの意義と価値に感銘を覚え，新たに自分流のデザインを加えました。そのLAとともに授業を担当していた後輩のLAがそのデザインを継承し，さらに当該授業の受講生のなかから，次期のLAとして「自分史」の授業を担当したいと希望する者が毎年登場するようになり，「自分史をテーマとする授業」は学生たちによって滞ることなくバトンパスを経て次代へと着実にリレーされています。

　ここではLAが改訂を加えた授業デザインを紹介します（図柄は筆者が変えています）。LAは学生の気持ちを教師よりも理解しており，自分史をテーマに授業を行う理由やねらいについては，解説的にならないように，また教訓的にもならないように，さながら若者向け商品のキャッチコピーのごとく，さらりとライトタッチで表現します。そこには，自分史だからといって重々しくとらえる必要などないというメッセージが込められています。さらに，人には知られたくない事柄など，描きたくないことは描かなくてよいというエスケープも用意してあります（図7-9）。

　この自分史は文章ではなくグラフで表しますが，その描き方の例を示した後，LAは自分自身のグラフを惜しげもなく提示しています（図7-10）。そこにはつらいこと，人にわざわざ話したくはないと思われることも描かれていますが，当人は「そのときはとてもつらかったけれど，そのときがあったからこそ今の自分があると思えるから，今，そのときのことを描くのは，それほどつらくはないのです」と学生に伝えます。さらに「何歳から自分史をスタートさせるか，それもあなた次第です」と言い添えることで，学生の不安と緊張感が解消されていきます（図7-11）。

　グループによっては，メンバーが自分史を描き始めるタイミングが異なる場合がありますが，それ

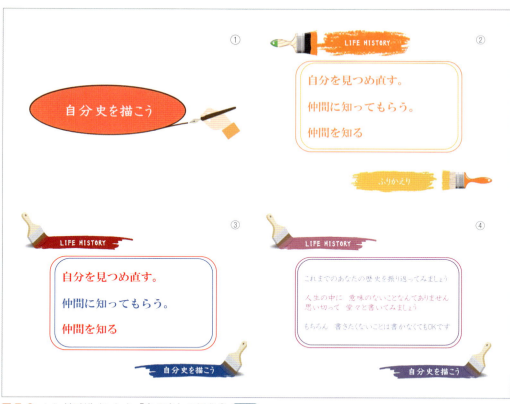

図 7-9　LA がデザインした「自分史」の授業① web

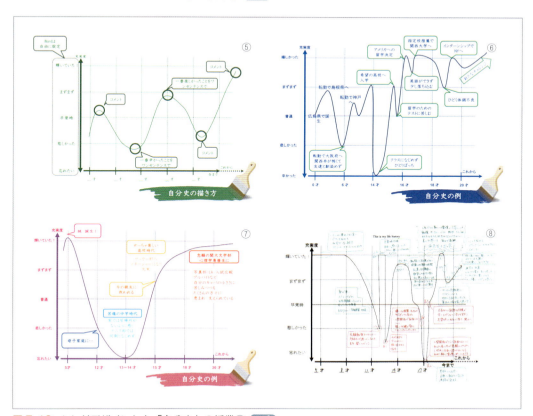

図 7-10　LA がデザインした「自分史」の授業② web

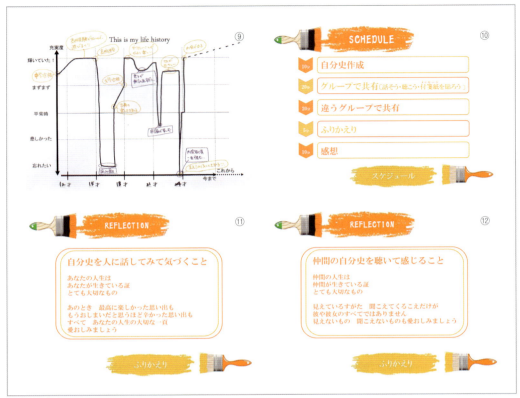

図 7-11　LA がデザインした「自分史」の授業③ web

を統一する必要はありません。なかには，他のメンバーの自分史が気になってのぞき込む学生もいますが，それは発表の時間まで楽しみとしてとっておくようにと注意を促しておきましょう。どうしても自分史を描けそうにないとしり込みする学生がいる場合には，教師が自らの自分史の一部を描いて示しながら，その学生が描き出すきっかけを作るように，あるいは LA の活用が可能ならば，その LA にサポートしてもらうように配慮することが必要となるかもしれません。そこは臨機応変に対応すればよいと思います。

メンバー全員が描き終わったら，一人あたりの発表時間の目安を決め，メンバーの前でグラフを見せながら自分史を語ります。その話を聞いた他のメンバーは感想やコメントを付箋に書き記し，それを発表者のグラフに貼り付けていきます。一人で何枚の付箋を使ってもかまいません。多ければ多いほど，貼ってもらった発表者は嬉しく感じるものです。付箋に記されるのは，共感や尊敬の念，いたわりの言葉であり，誹謗中傷の文言が書かれることはありません。それを受け取るまで，発表者本人は落ち着かない気持ちでいるようですが，付箋に託されたメッセージに心が癒やされたり，励まされたりしているようです。

時間に余裕がある場合や学生からの強い要望があるときは，他のグループと自分史を共有する時間を作ってもよいでしょう。学生が授業用に作ったスライドには発表時間や共有する相手についてのスケジュールが記されていますが（図 7-11⑩），教室の雰囲気や授業の進度などに応じて，適宜，変更すればよいと思います。

この授業で大切なのは，自分史を描き，それを仲間と共有し，他のメンバーの自分史を知ることに，どのような意味と価値があるのかを正しくとらえてもらうことです。学生は意味や価値があることに

は気づいていますが，それを言語化するためには時間が必要かもしれません。しかし，いたずらに時を待っているだけでは，「たった今」の心の動き，輝きが色あせてしまいかねません。ここで次のような言葉を添えてあげましょう。「あなたたちの人生は，みな，尊く，輝きを放っています。落ち込んだときもあるでしょう。でも，人間はいつまでも落ち込んではいられないものなのですね。それはあなたたちが一番よく知っているはず。あなたたちは，今日，あらためて自分の人生を愛おしく感じたはずです。同様に，他の人の人生も愛おしく感じられることを知りました。このことを忘れないようにしてほしい，そう願います」。

これは自己肯定感を促し，他者への眼差しを呼び覚ます（再確認する）ためのものです。将来，看護師をめざしている学生には，さらに言葉を紡ぎます。「患者さんにも同じように自分史があります。それを愛おしく感じられる人であってほしいと願います。また，患者さんのなかには自分のことを否定的にとらえてしまう人がいます。しかし，自己肯定感がないと，免疫力が十分に発揮されなくなります。病気を治すのは医者でも薬でもなく，患者本人なのです。今日，みなさんが他のメンバーの自分史に付箋を貼ったように，患者さんの自分史に寄り添い，付箋を貼ってあげる気持ちを携えていてほしいと願います。それが患者さんの免疫力回復にきっとつながるはずです」。自分史を描くことが，将来の看護師としての仕事，ミッションにつながることに，学生たちは驚くとともに新たな価値を発見するはずです。

● 学生たちの感想

ここで看護学生を対象に行った自分史の授業への感想を紹介しておきましょう。学生の数だけ感想があるのですが，そのすべてをここに示すと煩雑になってしまいますから，数編に限ります。また，自分史以外の授業内容について書かれた感想は省略することにします。

「いつもは言えないけれど，自分を振り返るものだからこそ，みんなに伝えられる，書けることがあって，言えて，よかったなと思いました。友達の〔自分史〕には，友達が今までこんな経験をしてきたんだと納得も多く，知れてよかったことがたくさんありました。」（〔〕内は引用者）

「過去の嬉しかったこと，悲しかった出来事を振り返りながら書いていたら，その時の感情が思い起こされてきて，気分が上がって楽しかったです。他の人の人生も聞いて，尊敬できたり，見習わないとな，と思うことがたくさんありました。」

「自分史を書くことで，今までの自分を振り返ることができた。好きな言葉で"オセロ"[13]というのがあって，めちゃめちゃ嫌なことがあっても，今こうしていられるのは，嫌なことも経験したからだ，と考えさせられる言葉を思い出しました。チームの一人の子が発言してくれたことで，道が開けました。今まで考えもしなかったことを考え，楽しかったです！ 次回も楽しみにしています。」

「今までの出来事を振り返ったりすることは，なかなかなかったので，自分史を書いて，皆に聞いてもらうことは，恥ずかしい気持ちもあったけれど，それを自分自身聞いて，色々思い出すことができた。色々なことを乗り越えての今があるんだと再確認できたし，これから壁がたくさんあるだろうけど，今までの自分が乗り越えられたなら，これからもいけると勇気づけられた。」

「とても楽しい授業で，時間がすぐに過ぎてしまいました。自分史を作って皆に伝えることは少しだけ恥ずかしい部分もあったけど，コメントをくれたり，うなずいて聞いてくれたりと，とても嬉しかったし，他の人の昔のことも知れたりと，楽しかったです。」

「自分史を初めてやって，相手のことを深く理解する機会になった。周りの人の人生を聞いていると，自分の人生を見直すことができて，〔つらいと思っていたことが〕大したことではないと思ったし，相手のことを知

ることで見えてくるもの，わかることが多かった。」（〔〕内は引用者）

「自分史では，自分が今までどんなときに喜びを覚え，どんな時に悲しみを覚えたか，思い出すことができたり，他の人の今までの人生の浮き沈みを知れたり，とても楽しかったです。」

「自分史を作って，自分の過去を思い出して，書くのはすごく楽しかったし，あと，みんなの過去も面白くて，よりグループの子と仲良くなれたかなぁと思いました！　もっとみんなのことを知りたいなと思ったし，患者の人の人生も考えて，行動，言動をしないといけないんだなと思いました！」

「自分史を書いてみると，自分の人生はそこまで浮き沈みがないと思いました。つらいこともあったけど，今を考えると，そこまでつらいことではなかったかもしれないと思います。みんなもたくさんつらいことがあったり，たのしいことがあったり，人は色んなことがあって生きていて，おもしろい人生を聞くことができました。」

　自己肯定感を得ることができた，ホスピタリティの大切さを再確認できた，そういったことをうかがわせる言葉がレポートにはちりばめられています。自分史を描き，それを見ることは，まさに「山あり谷あり，波瀾の人生に見えて，振り返ってみれば，実はちゃんと一本道を歩んできたことに気づく」[14]機会になるのだといえるでしょう。とある研修の場で「自分の恥ずかしい過去を記さなければならないような作業に，学生は抵抗感を覚えるのではないか」と懸念する声がありました。しかし，実際に自ら体験することで，「抵抗感どころか，ほっこりした，あたたかさを覚えた」という印象に変わったようです。準備するものは数枚の紙と付箋だけです。その準備の簡便さに比すると，得るものはとても大きいはずです。自分史を授業に採り入れてみてはいかがでしょうか。

註

1) アニータ・ブラウン，他［著］，香取一昭，他［訳］(2007)『ワールド・カフェ〜カフェ的会話が未来を創る〜』，ヒューマンバリュー

2) ダネル・スティーブンス，アントニア・レビ［著］，佐藤浩章［監訳］(2013)『大学教師のためのルーブリック評価入門』，玉川大学出版部

3) この項目については，以下に掲載された文章の内容を加減し，文体を変えたものです。
・三浦真琴(2018)『Active Learning の理論と実践に関する一考察　LA を活用した授業実践報告(9)』関西大学高等教育研究　第9号

4) 註2の両筆者は，ルーブリックを用いる積極的な理由を6つ掲げています。「①タイミングのよいフィードバック，②学生による詳細なフィードバックの活用，③批判的思考力のトレーニング，④他者とのコミュニケーションの活性化，⑤教師の教育技法の向上，⑥平等な学習環境作り」ですが，ここでは学生の学びを育むために，②と③ならびに④を該当するものとして考えています。

5) 完成形ではありませんが，このようなルーブリックは自身の実践を省察するために必要だと考えているので，いずれ完成させようと考えています

6) 藤田英典(1995)「学習の文化的・社会的文脈」，佐伯胖，他［編］『学びへの誘い（シリーズ「学びと文化」〔1〕)』，93-142，東京大学出版会

7) 学生参加型ルーブリックとして「提示モデル」「フィードバックモデル」「回収箱モデル」「ポストイットモデル」「4×4モデル」の5つが挙げられています。このうち前二者は，ルーブリックの評価の観点，ならびにその比重や各項目の評価尺度のすべてを教師が決定します。後者の3つは，ルーブリックが提示されたのちに学生の意見を反映させて表を作成するものです。3番目ならびに4番目のルーブリックは，どちらも評価観点などの分類作業とネーミングに学生が参加します。また，4番目では，学生が分類作業の主体となります。

8) 絢爛豪華な日光東照宮の陽明門は，その建立当時，出来映えが完璧であると魔がさすとの考えから，左から3本目の柱を一本，意図的にさかさまに施工したそうです。建築業界には「建物は完成と同時に崩壊が始まる」という言い習わしが伝承されているのですが，建築業界に限らず，完成したと安堵の胸をなでおろしたところから堕落が始まると自戒する必要があるのではないでしょうか。「逆柱」については以下のホームページをご覧ください。
・【建築職人】魔除けの意味であえて建物に手抜きをする習慣があった！

https://shokunin-chan.com/post-1831/（2018年3月27日閲覧）
・今こそ，目に見えない自然の『想定外』に畏怖しながら建てた日光東照宮陽明門の逆柱を見に行くべきだ！
https://ssrobin.exblog.jp/14682427/（2018年3月27日閲覧）

9) Bloud D（1990）：Assessment and the promotion of academic values. Studies in Higher Education 15（1）：1-10
10) Lewis R, et al（1999）：Focusing students：Three approaches for learning through education. Innovative Higher Education 23（3）：181-196
11) この項目については，以下に掲載された文章を加筆修正したものです。
・三浦真琴（2017）『困った学生たちでも授業崩壊させない！ 授業充実の工夫と効果的なテクニック』看護人材育成 2017．12・1月号
12) 「自分史」が立項されている国語辞典は少数派です。上述の三省堂『新明解国語辞典（第六版）』（2005）と岩波書店『国語辞典（第7版）』の他に筆者が立項を確認できたのは，三省堂『辞林21』（1993），三省堂『現代新国語辞典』（2011），学研『現代新国語辞典（改訂第五版）』（2012）だけでした。この立項の少ないことに鑑みると，「1985年ごろからはやった」という補足は主観的な判断に基づくものなのかもしれません。
13) 女優の萬田久子が語った「人生はオセロ。赤ちゃんの時は白。その後，黒ばかりが多くなっても，最後には多くが白にひっくり返ることもある」のことであると推察されます。
・4MEEE「萬田久子さんの名言」
https://4meee.com/articles/view/112171（2018年3月28日閲覧）
14) 工藤進英（2017）『逆境の中で咲く花は美しい―がん患者の救世主の生きる哲学』，幻冬舎

第 **8** 章

コミュニケーションの
チャンネルを増やそう

　前章までは，どのようにしたら，学生たちが楽しく，そして意義深いグループワークを展開することができるかを考えてきました。グループメンバー間のコミュニケーションはもちろんのこと，加えてグループ間の交流を図ることなど，クラス全体の運営も視野に入れてきました。本章では，学生と教師との意思疎通や情報共有のための仕掛け，ならびに，グループワークにさらなる刺激を与えるための工夫について考えていきたいと思います。

　すでに紹介してきたように，事前に予行演習を経験しておくと，以後のグループワークではメンバー間のコミュニケーションが次第に円滑に行われるようになっていきます。ワールド・カフェや中間報告などを適切なタイミングで実施すれば，グループ間の情報交換も促されるでしょう。では，学生と教師の意思疎通や情報共有を図るためにはどのような仕掛けがあればよいのでしょうか。

　学生の主体性を存分に伸ばすことを第一義に考え，それがグループワークに反映されるように，私たち教師は，あえて転ばぬ先の杖を渡さないようにしたり，手取り足取り教えてしまわないように自重したりするなど，従来，教師が日常的にしてきたこと，自明視してきたものを問い直してきました。そのことによって学生と教師との貴重な接点が失われると思われるかもしれませんが，そもそも従来のかかわり合いによって，学生と教師の間にどのような橋が架けられていたのか，あるいは教師が架橋をしたつもりになっているだけで，そもそも橋などなかったのではないのか，そういったことを見直しながら，学生と教師の意思疎通・情報共有のあり方を考えていきましょう。

1 ｜ 学生と教師の意思疎通のチャンネルを創る

● ルーブリックを活用する

　前章では学習パラダイムの時代におけるルーブリックのあり方を提案しました。学生が自分たちの目的地を確認し，現在地を把握するためにグループルーブリックを利用するにあたって，グループが自ら設定したマイルストーンに，いつ到達したのか，その日付を記入する欄を設けると，学生は常に課題の達成に至るための通過点を意識できるようになります(表8-1)。

　さらに，マイルストーンを通過したと確認できたときに，それが具体的にどのような状況であったのか(何をもって通過・達成と判断したのか)，そのときに，どのような印象を抱いたのか，次なるステージに向かうためには，具体的に何をする必要があると考えているのかを学生が記入し，それを読

第8章 コミュニケーションのチャンネルを増やそう

表 8-1 達成確認の日にちを記入する欄を設けたルーブリック web

	観点の説明	3	2	1
A 人の話を聴く	相手の伝えたいことを理解できているか。	相手が何を伝えようとしているのか考えながら聴く。 　　　月　　日	相手の意見を聴いて，自分でしっかりと理解する事ができる。 　　6月 8日	人の話を最後まで聴く。 　　5月11日
B 自分の意見を伝える	意見を出し合ってわかりやすく伝えることができる。	グループで意見を出し合い，それをまとめることができる。 　　　月　　日	自分が考えていることをわかりやすく相手に伝えることができる。 　　6月15日	コミュニケーション能力を上げる。 　　5月18日
C 物事を考える	さまざまな視点から物事を見ることができる。	さまざまな観点から物事を見ることで偏りをなくす。 　　　月　　日	他の人とは違う視点から物事を見られるようになる。 　　6月15日	いろんな視点から考える。 　　5月11日
D 協調性	グループに積極的に参加し，協調性を高めることができる。	積極的に参加し，周囲のペースアップにつなげる。 　　　月　　日	グループ内での協調性を高める。 　　6月 8日	グループ内で協力して意見を出す。 　　5月18日

んだ教師がコメントできるようにしておくと，学生による省察が形式的なものにならなくなるばかりか，教師の願いが学生に伝わりますし，何より学生は教師に見守られているという安心感を抱くことができるようになります(表 8-2)。グループルーブリックの記入状況はグループによって異なるので，クラス内のすべてのグループに対して一斉にコメントをしなければならないこともないでしょうし，その頻度もそれぞれのグループが設定した尺度によるので，教師の負担感はさほど大きくならないはずです。

● インパクトシートを活用する

　学生がルーブリックに記載するのは毎回のことではありませんから，教師の負担感は比較的軽いのですが，学生たちの確かな学びと育ちを願うなら，教師から学生へのコメントは頻度を高くしたほうがよいと思います。

　第7章で紹介したように，毎回の授業終了時に「今日の目標・達成度，今日のインパクト・感想」を学生に書いてもらうという実践をしている学校があります(➡コラム「コーヒーブレイク」，p98)。「インパクトシート」と呼ばれるその用紙は，未来教育の鈴木敏恵氏からヒントを得て活用しているそうです[1]。これは学生のリフレクション(省察)を促すものです。学生は毎回の授業終了後にこれを提出しているので，教師が自分たちの学びを丁寧にたどっていると感じてくれるはずです。

　毎回の授業のインパクトシートをまとめて他の学生が読めるようにしている教師や，インパクトシートを採り入れたポートフォリオを学生間で回覧できるようにしている教師もいるそうですが，他の学生のインパクトシートを読むことによって，学生同士の相互理解はいっそう深まりますので，それはとてもよい取り組みだと思います。そればかりか，このような配慮がなされていると，学生は教師に常に見守られているという安心感を深く覚えることができます。

　ここでさらに，インパクトシートに教師からのコメントを付して，毎回の授業時に(あるいは数回分をまとめてインターバルで)学生へフィードバックすると，学生と教師との間に，より強く，より確かな信頼関係が構築されていくはずです。

● 通信誌を作る

　インパクトシートは毎回同じフォーマットを使用しますが，筆者は複数の授業科目で「○○の広場」

表8-2 達成状況に対する学生の感想と教師からのコメントのためのシート (web)

観点		3	2	1
A 人の話を聴く	達成確認日	＿＿月＿＿日	6月 8日	5月11日
	印象・感想		話を聴きながら何度も確認できるので理解が深まると感じた。	最後まで聴くと自分の思い込みや勘違いに気づけると思った。
	教師から		さらに理解を深めるために聴き終わった後に質問をしてみましょう。	じっと待つことは何事においても大事なことですね。その調子です。
B 自分の意見を 伝える	達成確認日	＿＿月＿＿日	6月15日	5月18日
	印象・感想		相手が聴いてくれて，質問もしてくれるから，自分の中で整理しながら話せると気づいた。	最後まで聴いてもらえるので安心して話せるようになった。
	教師から		意見や考えは，自分一人よりも，相手や仲間がいてこそうまくまとめられるということですね。	聴いてくれる人がいてこそ自分の意見を伝えられるのですね。
C 物事を考える	達成確認日	＿＿月＿＿日	6月15日	5月11日
	印象・感想		分かったことが氷山の一角かもしれないと思うだけで見えない水中の事まで考えられる気がする。	何かに気づいたり，分かったりしたところで終わらせないことが大切だと思った。
	教師から		だんだんと水平思考や批判的思考ができるようになっているようですね。その調子！	あ，わかったと思ったところで人は思考を中止してしまいます。いつまでも考え続けることが大切！
D 協調性	達成確認日	＿＿月＿＿日	6月 8日	5月18日
	印象・感想		よく聴いて，質問をすると，みんなで考える時間を持つことができるようになったと感じた。	じっくり聴くことができるようになったので意見が出やすくなったと思う。
	教師から		一人からの質問でも仲間と共に考えると新しいアイデアや考えが必ず生まれてくると思います。Excellent！	うなずきながら話を聴くようにすると，話し手は気持ちよく話を展開することができるようになりますよ。

あるいは「□□通信」と称するフォーマットの決まっていない通信誌を作成しています（図8-1）。どの授業でも，毎回，終了時刻の10〜15分ほど前から小レポートを学生に書いてもらい，そのレポートをワープロで打ち直したうえ，それぞれの後ろにコメントをつけるようにしています。150人を超える規模のクラスでは，全員のレポートを掲載することは無理なので，他の受講生にぜひ読んでもらいたいと思うものを厳選します。50名前後のクラスでは，全員のレポートを掲載したうえで，必要に応じて，個別にコメントを付したり，グループ別にまとめてコメントを加えたりしています。

図8-1はグループワークを中心としたクラス向けの通信誌です。学生全員のレポートを掲載しますが，それぞれにコメントを付すか，グループへのコメントにするかは，そのときのワークの内容によって変わります。学生の多くが自身の気づきのみならず，グループワークの様子をレポートしてくれるので，グループ単位のコメントを付けることが多くなります。

このような通信誌を毎回作成していると，学生は同じ時間帯に同じクラスでワークをした（あるいは講義を受けた）他の学生がどのようなことを考えているのかを知ることができます。それが学生に共感をもたらすものになる場合もあれば，とらえ方に多様性のあることを確認する機会となる場合もあります。受講生が多い場合には，学生の多くが教師からのコメントをもらえないので，レポートを掲

図 8-1 「通信」の例(グループごとにコメントを付す場合)

載されない学生が不公平感や不満を抱くのではないかと懸念していましたが，幸い今日に至るまでそのようなことはなく，むしろ，自分のレポートが通信誌に掲載されることをめざして，よりよい文章を書くようになっています(それに伴って掲載するレポートの本数が増えていきます)。

　以下に筆者が作成した「広場」(教職概説の広場)の一部を引用します〔第6章で紹介した「スキーマ」に関する授業のレポート(➡p88)を選びました〕。この「広場」では掲載するレポートを厳選したうえでそれぞれにコメントを付けています。レポートは，当日の授業内容をまとめるのではなく，それを聴いて感じたこと，考えたことについて書くことになっていますが，日頃の関心事を書いてもよいことにしています。字数に制限はなく，文責者としてファーストネームを使われたくない場合にはペンネームを書き添えるのが唯一のルールです。

　私は，まだ18歳なので，お酒を飲むことはできませんが，高校生のとき，スーパーのレジ係としてアルバイトしていたのでアサヒビールのクリアアサヒが売れているのは知っていました。ただ，昔は売り上げが今ほど高くなかったと聞いてすごくびっくりしました。"本気を見せる"ことって多くの人に影響を与えられるすごいパワーをもっているんだなと感じました。また，ドヴォルザークの交響曲第9番を例とした「曲を聴いて朝の曲だと感じたのをまちがっていると思うことがまちがっている」と言われて(私は朝の曲だと思った)"うわ，思いこみってこわっ!!ってあらためて実感しました。本当にこれは教師だけではなく，人間全員に言えることだろうなあと思います。三浦先生がもってきてくださる例はいつもおもしろいものばかりで，今日まで気づかなかったんですが，『固定観念にしばられると，視野が狭くなり，思考が浅くなります』(教職概説の広場 p5 より)，このことを強く言われている気がしました。スキーマをはじめレジュメで見たとき「隙間をおもしろおか

しく言ってんかな？」と思ってしまった自分が恥ずかしくなるたのしい授業でした！（笑）　家に帰って，スキーマについて調べてみたいと思います。（風華）

→スキーマは確かに心や脳の隙間に忍び込む厄介者ですね。／他のレポートへのコメントにも書いていますが，材を身近にとることを心掛けているので，授業でお話しすることを「おもしろい例」と感じてもらえるのかもしれません。そうだとしたら，嬉しい限りです。／スキーマについて調べるのならインターネットに頼らないことをおすすめします。インターネットでは，精々，シェーマ【schema】①形式。図式。図解。②〔心〕外界の認知や行動の際の一定の様式。枠組み。／スキーマ【schema】①データベースで，論理構造や物理構造を定めた仕様。②新しい経験をする際に，過去の経験に基づいて作られた心理的な枠組みや認知的な構えの総称，という辞書的な定義が得られるばかりで，具体的な事例にはなかなか出会えないと思います。さぁ，あなたならどうしますか。

ドヴォルザークの『新世界より』の冒頭部分を聴いた時，朝日が段々と昇ってくるような感じがしたけれど，2回目にもう少し長く曲を聴いたときは「夕方の曲だ！」と思いました。先生にスキーマというものを教えてもらうまで，その曲は夕方の曲だというイメージをずっと持っていて，それが当たり前のことだと思っていたので，知らない間に人々は「教育は良いことである」とか，『新世界より』は夕方の曲である」だとか，スキーマを形成してしまっているのだなあと分かったのはとても驚きでした。「スキーマの体験」という題名がわざわざついているのにその後の汲む水の量を計算する実験では見事にスキーマの沼にはまってしまいました。簡単にスキーマは形成されてしまうということを実際に体験できたので少し注意しながら物事を考えようと思いました。（花）

→「スキーマの沼」，なかなか巧みな表現ですね。とても気に入りました。／スキーマはいとも簡単に形成されるものであり，ひとたび，何かのスキーマにとらわれてしまうと，人はそのことに気づかず，一面的なものの見方や考え方を繰り返すようになってしまう，というほどの代物なのですから，「少しの注意」では，とても太刀打ちできないと思います。意識して，意識して，これでもかと意識して，スキーマを発見し，そこから自由になる術を考えましょう。なに，それも初期の所作であって，次第に意識せずにできるようになります。そうなるまで，頑張ってみましょう。

この教職概説の授業は教師としての人間力を養う場なのかなと今日感じました。以前，僕の高校3年時の担任の先生に，「教科を教えるというのは，実際は3割ぐらいで，大半は人をみる観察力，行動力，実践力，状況判断力に教師の仕事の本質はある」と言われました。また，「そういう経験はなかなか養えない」とも言われました。自分は，一体どういう場所でこの「人間力」を養うのかなと思い，部活かな，インターン・シップ〔→インターンシップ〕かな，留学かなと考えていましたが，この教職概説で養えるということに気が付きました。この授業は，そういった教師として，最も大事にしなければならないものを知ることができると思いました。（直哉）

→ありがとうございます。部活には部活の，インターンシップにはインターンシップの，もちろん留学には留学のメリットがあると思います（同様に，その反対のことも想定しておく必要がありますが。特にインターンシップにおいては以前に授業でお話しした教育実習に臨む際の注意と同等のものが必要です）。しかしながら，そのどれか一つを体験すれば，それで十分，ということではないと思います。どんなことでも，そこから得られるものは必ずあります。要は，そのようなものを探そう，掘り起こそう，創り出そうという気持ちや姿勢があるかないか，そこにあるのだと思います。／あなたの高校3年生時の担任のおっしゃることは正論です。しかしそれは数字で表せるものではないと思いますし，何より，毎日のようにメディアを賑わせている教師による不祥事との乖離を説明できるものでもないと思います。／わたくしは教職課程の在り方に，もっと言

第8章 コミュニケーションのチャンネルを増やそう

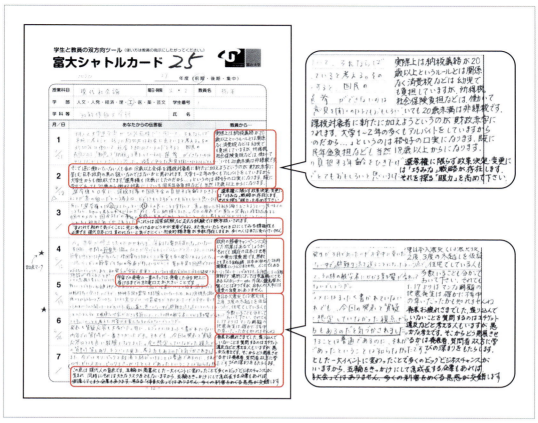

図 8-2　橋本氏が考案したシャトルカード（赤枠部分は橋本氏のコメント）

えば，教職科目を担当している大学教師にも問題の原因があるのだと考えています。

　学生全員のレポートを掲載できない大規模クラスの場合，毎回の「広場」にレポートが掲載される「常連」が誕生します。他の学生は「常連」が今度はどのようなレポートを書くのか，教師がそれにどんなコメントで応えるのか，そのやりとりを楽しみにしているようです。「広場」や「通信」を作成する作業は時間と体力を要するものなので，強く薦めることはできませんが，学生との一体感，クラス全体の親和感を醸し出す力を十分に備えたものであるということはお伝えしておきたいと思います。

　これとは別に，受講生の多寡にかかわらず，学生全員が教師から毎回コメントをもらえるツールとして，富山大学の橋本勝氏が（岡山大学在任中に）考案したシャトルカードがあります（図 8-2）[2]。このシャトルカードには「あなたからの伝言板」と「教員から…」の欄が用意されており，学生も教師も毎回，その欄を文字で埋めていきます（「教員から…」のスペースは橋本氏には小さすぎるようです）。学生は毎回「振り返り」の内容を文字に変換して教師に伝えますが，その感想や伝言の分量をはるかに上回るコメントを教師からもらうので，学生はさらに省察を深めるはずです[3]。その利点は十分に認めているのですが，教師からのコメントを通信誌に掲載している筆者は，他の学生が教師からどのようなコメントをもらったのかを知ることができないのが少しだけ気にかかります。さはさりながら，筆者が作成している「広場」ならびに「通信」は大規模クラスでは全員のレポートを掲載できませんし，全員にコメントを付すこともできませんが，シャトルカードを使うと，毎回必ず全員に教師からコメン

117

トが送られます。一長一短といったところなのでしょうか。そのどちらが学生にとってよいのかはわかりません[4]。

　学生にどのようなことを書いてほしいのか，また，書くことによって何を得てほしいと望むのか，そのことに応じて，インパクトシート，シャトルカード，あるいは通信誌のいずれかを選択すればよいと思います。あるいは新しいスタイルのものを編みだしてもよいでしょう。

◉ 学生が作る授業記録

　筆者はいくつかの授業で学生スタッフ(LA)に受講生の学びをサポートしてもらっています。その活動の状況については授業終了後 48 時間以内に「リフレクションペーパー」に記載し，提出することになっています。提出期限を設定しているのは活動の記憶が鮮明な状態で省察をしてほしいと願っているからにすぎません。筆者の職場では LA の活動を規定するマニュアルを作成しないことにしています。マニュアルの限界と弊害については「はじめに」でも述べたとおりです。依存できるものがないため LA は活動中に他の LA の様子を観察したり，授業以外の時間を利用して先輩から話を聴いたり，あるいは研修を受けたりしながら，自分なりの LA の姿を模索します。そのなかで他の LA が作成するリフレクションペーパーは，日常的に閲覧できるものであり，10 年の長きにわたるすべてがアーカイブとして保存されているので自らの活動を振り返るうえでも，今後の活動のあり方を考えるうえでも貴重な情報源になっています。

　ちなみに，活動歴の長い LA の作成したものは後輩たちのロールモデルになっており，多くの LA がレジェンド的な存在の先輩 LA のリフレクションペーパーを何度も精読しているようです。このように情報を共有したり，交換したりすることができるように配慮しようと願う気持ちから，マニュアルを作らない伝統が継承されています。実は，このリフレクションペーパーは教師にとっても自らの授業を振り返るために価値ある情報(授業記録)になっているのです。幾葉かリフレクションペーパーを紹介しておきましょう。

　図 8-3 は筆者が担当する全学部・全学年を対象とした，学問モデルに基づく PBL 型の授業科目の様子を記したものです。筆者の授業で活動する LA は特定のグループに張り付かないようにしているので，LA 全員のリフレクションペーパーに目を通すと，授業中の全グループの様子を把握することができます。クラスには原則として 3 名の LA が配置されるので，3 枚のリフレクションペーパーを重ね合わせてみると，教師が見落としていたことや，教師が無意識にとった行動や発した言葉を発見することができます[5]。

　図 8-4 は，クリティカルシンキングの習慣を身につけることをめざすグループワーク中心の授業を記録したものです。LA にとってのリフレクションペーパー(教師にとっての授業記録)の①と②(図 8-3 と図 8-4)は同じ LA が作成したものですが，ほとんどの LA が自らの活動やグループワークの様子を文字で説明するのに対し，図を上手に用いているので，読みやすいものになっています。

　筆者は幸いにも LA に恵まれているため，数多くの貴重な授業記録を得ることができていますが，このような記録は LA でなくても作成することができると思います。グループのなかに自らのグループワークの様子を記録する係を輪番制で置けば，教師はすべてのグループの様子を把握することができますし，学生は観察眼や記録力が鍛えられ，省察のための材料を豊富に得ることもできます。毎回の授業記録が負担になるようなら，2 回に 1 回ほどの頻度で記録してもらえばよいと思います。

◉ ホームページを作る／Facebook でグループを作成する

　広場や通信の作成に忙殺されているので，最近は遠ざかっていますが，以前は科目ごとにホーム

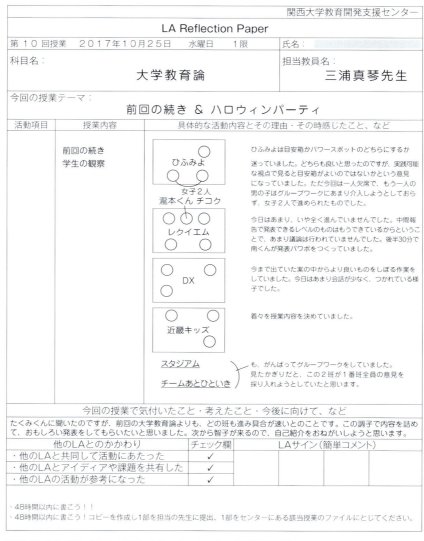

図 8-3 LA が作成したリフレクションペーパー（授業記録）①

ページをつくっていました。ここに授業のコンテンツだけでなく，授業時間では伝えきれなかった情報や知見，あるいはそれを一つの刺激として自学自習を促せるような事柄を掲載したり，授業時間外に利用できる通信チャンネルを設けたりすると，学生と教師の間の意思疎通や情報共有がスムーズに行われるようになります。その他，教師のプロフィールなど，授業内容とは直接関係ない事柄であっても，学生と教師の距離を縮めることに役立つものを載せておくのもよいかもしれません。

図 8-5 には，筆者が以前に作成したホームページを示しました。ここには毎回の授業内容・シラバスの他に，当時，毎期，恒例となっていた補講の様子[6]，自己紹介，折に触れてつづった日記，学生時代に読んでほしい書物，文章表現に苦手意識をもっている学生からのリクエストで始まった作文教室，初めて一人暮らしをする学生向けの料理教室などのコーナーも設けました。他の科目では，既習者や卒業生がアクセスして，後輩に体験談やアドバイスを提供する場を設け，縦のつながりを作る手伝いをしたこともあります[7]。

119

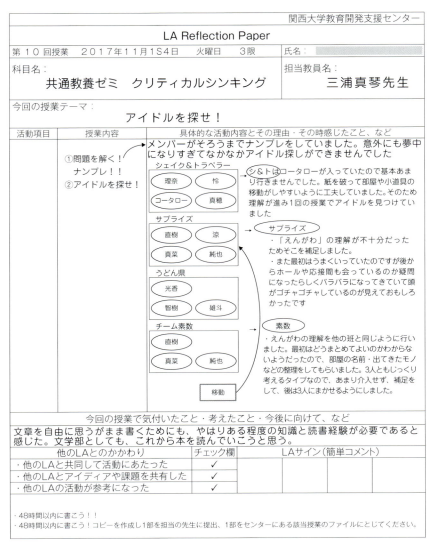

図 8-4　LA が作成したリフレクションペーパー（授業記録）②

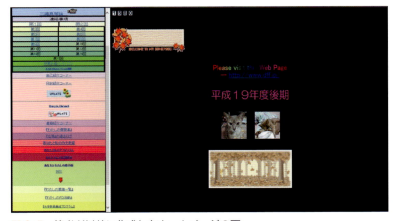

図 8-5　筆者が以前に作成したホームページの扉

第8章 コミュニケーションのチャンネルを増やそう

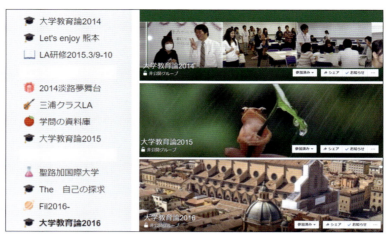

図 8-6　筆者が学生と作成した facebook のグループ
「大学教育論 20xx」は全学共通教育科目。「学問の資料庫」は学生提案科目「恋する学問」で利用する資料を共有するためのグループ。それ以外は各種イベントに参加する LA と情報を共有するためのグループ。

　時間と体力を要する作業ですが，一度，作成しておくと，次期からはマイナーチェンジを加えるだけで維持することが可能ですので，試してみてはいかがでしょうか。

　その他，Facebook 上でグループを作成してメンバー間の情報の交換・共有を促すとともに，そこに教師が参加するのもよいと思います。図 8-6 の左には筆者が作成した Facebook のグループを，右には，そのなかの「大学教育論」(全学共通教育科目)のカバー写真を示しました。Facebook の利点はパソコンのみならず，スマートフォンからの閲覧や入力が可能であるので，必要に応じて，いつでもグループメンバーと情報などを共有できることにあります。利用に際してはグループのなかで運用ルールを決めて活用してみてはいかがでしょうか。

2 | 卒業生が参加する機会を設ける

　グループワークを楽しく，効果的に展開するのに必要な姿勢や心構えをいかに学生たちが理解していても，毎回，同じメンバーによるワークを続けていると，マンネリズムが忍び寄ることがあるかもしれません。前章で紹介したワールド・カフェや中間報告会には，このマンネリを予防（あるいは解消）する効果が期待されますが，この他にも学生に前向きの刺激を与える手立てがあります。

　筆者は自身の担当する科目のいくつかで，15 回のうちの 1 回を目途に，卒業生の都合がつく場合には登壇してもらうようにしています（図 8-7）。登壇する時間はおおむね 1 時間程度ですが，多少の増減はあります。当該科目の既修者である卒業生は，科目の内容を熟知しているばかりか，グループワークによって自分自身あるいは所属するグループにどのような発見や変化があったのかを対象化し，自分の言葉で表現することができます。自分たちが取り組んでいる課題が，学生生活のどこにどのような価値をもって位置づけられるのか，その課題に取り組む姿勢が自身の成長とどのように結びつくのか，そのことに迷いが生じていたり，答えを見つけられない予感にとらわれてしまったりする学生にとって，卒業生の話は実に示唆に富むものであり，ヒントの宝庫となります。

　また，学生時代に成し遂げられなくて後悔したことや，社会人になって気づいた「学生時代にしておいたほうがよいこと」などを，こちらが注文しなくても進んで話してくれます。それはとりも直さず，卒業生が学生時代にそのような情報を欲していたということですから，現役の学生にとっては，

121

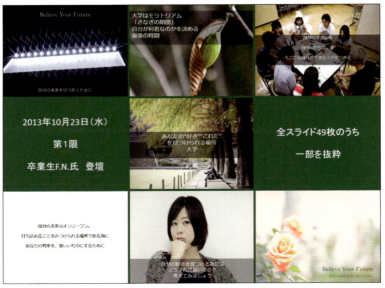
図 8-7　卒業生が登壇した授業で用いたスライドの一部

まさに貴重な情報になると思います。その授業回はいつもと比べてグループワークにいそしむ時間が短くなりますが、学生たちが来し方を振り返り、行く末についてじっくりと考える機会となり、それが以後のグループワークにも反映されていくようです。

　ハワイ大学マノア校の看護・歯科衛生学部では、ウィリー・マーシャル（Willie Marshall）教授が同じく卒業生の協力のもと、刺激的な授業を展開していました。健康や衛生面で問題を抱えているホームレスへのインタビューを行う演習の授業では、卒業生がホームレスに扮して学生の質問に応えます。学生はホームレスが卒業生であることを知りません。そのインタビューの模様は教師が別室から観察しており、インタビュー後のリフレクションに臨みます。このリフレクションには扮装を解いた卒業生も参加し、ホームレスへの対応について、まるでその場面を見ていたかと学生が感じてしまう鋭い質問や提言をします。学生は先輩に敬意を払うとともに、そのような職業人になりたいと願い、そのためには何が必要なのかを熟考するようになるのです。この授業では、看護師としてのスキルそのものが卒業生から学生に伝えられることはありませんが、看護師として携えておかなければならない視座、観察力や分析力がいかに肝要なものであるか、学生自身が発見するというかたちで伝えられるようにデザインが施されています。

　ここに紹介したハワイ大学マノア校の看護・歯科衛生学部のように、現役の学生が卒業生と同じ職業に就く場合、卒業生は現役学生のロールモデルとなりえますから、卒業生が授業に参加することは、現役の学生にとって大いなる刺激になると思います。日本でも卒業生が授業に参加する授業実践例があります（➡コラム「デザートはいかが？」）。可能な範囲で卒業生が授業に参加する機会を設けてみてはいかがでしょうか。

第8章 コミュニケーションのチャンネルを増やそう

デザートは
いかが？

卒業生が参加する授業

　私の看護学校では，対象の状況に応じた看護を提供できる力を身につけるために，統合演習（2年生後期，30時間）にOSCE（客観的臨床能力試験）を採り入れています。これは，学生が実際に実習で受け持った患者を参考にして教員が複数の事例を作り，学生がグループで事例すべての看護計画を考案して練習を重ね，実施（試験）・まとめを繰り返す授業で，学生がリアルでダイナミックな学びができるようにしています。

　試験当日は，担当する事例をくじ引きで決めます。患者役には前年度の卒業生が務め，実施のサポートは領域実習を修了した1年先輩の3年生がしてくれます。卒業生は医療現場で絶えず患者と接しているので，看護経験が豊富にあるばかりではなく，リアルな患者役になりきることもできます。3年生は臨地実習での経験を踏まえ，2年生が考案したケアを患者さんに提供しやすくするため，1年前の自分を振り返りつつ2年生の思いに寄り添ったサポートをする先輩看護師役に徹します。

　2年生は，目の前の患者に対応することばかりに気持ちが向いていて，患者の反応や周りの状況に気を配れなくなりがちです。そういった点を患者役の卒業生から指摘をされますが，日々看護の現場にいる卒業生のコメントは学生にとって現実感をもって受け入れられるように思われます。また，「同級生の患者役は自分のやりやすいように気を遣ってくれるが，先輩は患者さんになりきってくれた。"本当の患者さんはこんな感じだ"と私たちに教えてくれた」と，臨場感のある演習ができたことに感謝の気持ちも感じているようです。また，自分をサポートしてくれた3年生からの助言に対しては，「自分たちとは見えているものが違う」と，看護場面において観察力が大切なことを実感するとともに，近い将来，自らも到達するであろう姿を目にし，憧れとともに学習意欲を駆り立てられるようです。

　一方の卒業生にとっても，この授業は，少し仕事にも余裕のできた時期に，「あらためてケアをされる患者さんの気持ちがわかった」と初心に返る機会になっています。3年生にとっても，去年よりも成長している自分を認めたり，実習で自分たちをサポートしてくれる指導者側の気持ちを理解したりすることにつながっています。

　学内演習という限られた時間と環境ではありますが，先輩や卒業生のロールモデルを演じる力を活用し，できるだけ現場に近い状況を意図的に作り出すことは，看護実践力だけではなく看護師として必要とされる「相手の立場に立つ力」を育成する一助になると感じています。また，学年を超えたつながりのなかで安心して学び合い，お互いに高め合うことで，実際の現場で他者と協同しながら看護することの面白さや厳しさを想像することができると思っています。

　　　　　　　　　　　　　　　　　　　　　　　　　（水方智子）

3 | 学生の提案を授業運営・授業内容に反映させる

　授業で扱う課題やテーマを学生自身が選択あるいは設定するという機会を設けると，能動的な学習者(アクティブ・ラーナー)への道をより広く拓くことができると思います。筆者が担当する科目のなかには「学問モデル」に則って，課題すなわち問いを学生自身が発見するところから授業を開始するものがあります。その科目では学生からのリクエストに応じて，15回のうち1回ないしは2回において，90分のうちの60分から80分ほどを割り当て，学生が提案した内容を学生自身が担当する授業として実践をしてもらうことがあります。このような学生発案型の授業は，グループワークを進めるうえで，あるいはメンバーとのコミュニケーションを深めるために必要だと学生自身が感じていること，考えていることをテーマにしたものが多いようです。それはとりもなおさず，学生が授業に対して望んでいることなので，以後の授業において教師が留意すべきことを知る機会にもなります。

　科目の最終目標をめざして，あるいは中間報告会に向けて，各グループがそれぞれに課題を探求している途次に，すべてのグループで共有したいテーマを学生が発掘あるいは創出して，クラス全体で同じワークを行うというのが，学生が提案し，実施する授業の一般的なスタイルになっています。どのグループも自らが設定したテーマの探求にいそしみたいところなのですが，各々設定したものとは異なるテーマを探求するワークで学んだことが，それぞれにアレンジを加えられながら以後のグループワークに反映されていきます。クラスとしての一体感も生まれるので，学生の達成感や満足感は大きいようです。

　筆者が担当する科目では，上記のように学生が授業内容や方法を決定するのは15回のうち多くて2回ほどですが[8]，毎回の内容や方法を学生が決め，それを教師がサポートする授業を実践している学校があります(➡コラム「ひとやすみ」)。学生が自ら学習する内容やその方法を設定するので，その達成状況に対する意識が生まれ，丁寧な省察がなされるようになりますから，アクティブ・ラーナーとしての経験値を高めることになると思います。可能な範囲で試してみてはいかがでしょうか。

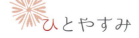

学生が創る授業

　松下看護専門学校では，2013年より，学ぶ内容や方法を学生が決定する，学生が主となって行う授業(能動的授業)を実施しています。そこには，卒後自らが学び続けることができるよう，教員に教えてもらうのではなく自らが学ぶということを体現してほしいこと，戸惑いや困った状況で課題解決に向けて自らで考え，行動できようになってほしいこと，卒後自らがめざす看護師になるために自己教育力を養ってほしいこと，といった意図がありました。

　この授業では事前(授業開始数日前)に，本授業が終了したときになっていてほしい学生像と，そのための目的・目標，授業日程と回数を文書で告知します。この文書により，学生が授業の目標を把握し，授業全体をイメージしてもらいます。

　第1回目の授業では，告知した文書を使用して授業の内容や進め方など

を確認します。また、授業を進めていくための学習条件として、①提示する2つの事例の学習を行う、②クラスで共有した事例の情報を用いる、③1事例目はグループで、2事例目は個人で学習を行う、④2事例目で考えた看護についてプレゼンテーションを行う、ということを提示します。そして、学生自身が目標達成に向けた授業計画を立案する旨を伝え、学生たちが考える時間を設けます。また、①目標達成のための学習の進め方や方法・時間配分は自由であり、状況に応じて変更できること、②失敗をおそれずに、いろんな試みをしてよいこと、③学生が支援を求めた場合、教員は必ず対応し、学生の学習の不利益にならないようにすること、④最低限の学習を保証すること、を伝え、学生が安心して授業計画を立てられるようにします。

　学生が話し合っている間、教員は学生の質問に応じますが、介入せず、学生の授業計画ができ上がるのを待ちます。たいてい学生たちは各授業の担当者、毎時の授業目的や目標、タイムスケジュールなどを自分たちで決め、計画を評価する時期までも考えていることがあります。

　第2回目以降は、担当学生が中心となって授業を進めますが、授業開始前日までに教員と担当学生とで具体的な授業の確認を行います。

　この授業を行う以前にも学生の主体的な学びを引き出す工夫を凝らしてきましたが、筆記試験において学生間の得点差が大きかったり、臨地実習において授業での学びを活用しきれていなかったりしたことから、思い切って学生に授業を任せることにしました。このグループワークを活用しながら学生自らが授業を展開する方法により、学生は主体的に学習に参加するようになり、筆記試験においても臨時実習においても学生の力は伸びていることを感じています。

　一方的な知識伝達をする授業だけではなく、学生自身の学びたいという意思と力を引き出し、それを信じて支援していくことは、知識の定着のみならず、看護実践力も獲得できることを実感しています。

※山之内由美、筒井洋一（2016）「学生が主となって授業計画を立案し実施する能動的授業の効果」，看護教育 57(10)：824-830

（水方智子）

4｜学生にロールモデルを演じてもらう

　先に紹介したハワイ大学マノア校のマーシャル教授は、公衆衛生学の授業において、実に巧みに受講生にロールモデルを演じさせていました。公衆衛生学の授業は、原則として講義と演習が週に一度ずつ行われ、このうち後者では学生がプレゼンターとなって授業を運営していきます。学生がプレゼンテーションする内容は、講義において学んだこと、与えられた課題をベースとするものですが、聴衆を惹きつけるプレゼンテーションの方法、ならびに他の学生から積極的に質問が投げかけられるよ

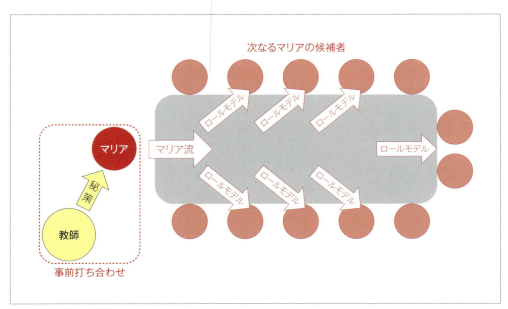

図 8-8　最初のプレゼンターが他の学生のロールモデルになる

うにする仕掛けなどについて，事前に教師と一人の学生の間で綿密な打ち合わせが行われます。ただし，打ち合わせが行われるのは，最初のプレゼンターに限られます。教師から秘策を授けられた第一プレゼンターは，学生の前でプレゼンテーションを行った後，学生たちからの質問を受け付けるのですが，プレゼンテーションも質問を促す方法も，まさに一流の教授そのものなので，他の学生は驚くとともに，次回，自身がプレゼンテーションをする際には，同じように，いや，それ以上のプレゼンテーションをしようと自ら努めるようになります。つまり第一プレゼンターが他の学生にとってのロールモデルとなっているわけです（図 8-8）。マーシャル教授は最初のプレゼンターを務めた学生の名前（マリア）を使って「次なるマリアを育てるのは，教師ではなく，マリアなのだ」と語っていました。

　筆者の勤務校では，このようなロールモデルを，そのクラスの受講生ではない学生に演じてもらうことがあります。これまでにLAのことを何度も紹介してきましたが，このLAが受講生の前でモデルプレゼンテーションをしたり，グループワークのファシリテーションをしたりします。受講生はプレゼンテーションのスキルやグループワークの効果的な進め方を学ぶのですが，教師が学生に直接働きかけるよりも，自分に年齢の近い学生がさりげなくヒントを示すほうが，学生は大いに刺激を受け，自分にもできそうだ，自分もやってみたいと感じているようです。

　このような取り組みは，最近，とみに広がりつつあります。看護の領域では他の高等教育機関に先んじて聖路加国際大学がLA制度を採り入れています[9]。看護の領域は時間割がかなりタイトなので，他の学年のクラスにLAとして入っていくのは容易なことではないかもしれませんが，LAとして活動する時期を限定したり，授業に入ってサポートしたりする回数を少なくするなど，工夫を凝らせば不可能ではないと思います。

●「包み込む」養成をめざして

　教師のなかには，いくら学生のことを思って授業をデザインしても，学習意欲が低いままの学生がいるとこぼす人がいます。そのような状況があることについては，筆者もこれを認めますが，「自分が

第8章 コミュニケーションのチャンネルを増やそう

いろんなことをして(あげて)も，相手が一向に変わらない」と考えているうちは，何も変わらないと心得ておく必要があります。

　克服すべき事柄を克服しないでいることを可能にする存在のことをイネーブラー(enabler)と呼びます。アルコール依存症のため，仕事もせずに朝から飲酒ばかりしている夫をもつ妻が，それでは生活が立ち行かないからと，いくつものパートタイムジョブを掛け持ちしてなんとか生計を立てているような場合，多くの人は夫を責め，妻を気の毒に思います。しかし，ここで克服すべき問題とは「夫のアルコール依存症」なのですから，夫が仕事をしなくても飲酒できるような状態を作ってしまっている妻こそがイネーブラーだと考えるのです。

　教育の現場にも，これに似たようなことはないでしょうか。学生が(教師の望むようには)熱心に学習しないのは，実は「学習しなくてもよいと学生が思ってしまうような状況」が(多くの場合，教師によって)作られてしまっているからではないのか，そのように考えてみましょう。もちろん，反対のことも考えられます。「あの先生の授業，ちっともおもしろくないし，わからない」と学生が考えていたとします。おもしろく，わくわくするような授業を教師がしなくてもよいような状況を学生が作り出してしまっているのかもしれません。

　このような場合，もっと情熱的に学生に(あるいは教師に)対して，熱心に学習するように(おもしろい授業をするように)と働きかけても，ほとんどの場合，奏功しないと思います。そこには「自分が正しくて，相手が間違っている」という考え方，「自分を変えずに相手を変えよう」とする姿勢があるからです。学生が変わらなければ学習効果が上がらない，いかにも理にかなった考え方のようですが，これは，自分ではなく，相手が，あるいは組織や環境など，自分の外側にあるものが変わらなければ，自分の望む結果が出ないという考え方なのです。そうではなく，自分の内側にあるもの(ものの観方，考え方，行動の癖など)を変えれば，結果がついてくると考えてみましょう。前者のような考え方を「アウトサイドイン」，後者の考え方を「インサイドアウト」と呼びます[10]。学生の成長を願う私たち教師は，まず自らが変わらなければならないのではないでしょうか。

　学習パラダイム時代を生きる教師として成長するためには，教えない勇気が必要だということをお伝えしてきました。しかし，それは教育的配慮が不要だということではありません。授業では手取り足取り教えたりはしないけれども，そうではないところで学生を信じて見守る，そのようなスタンスは不可欠です。学生，特に医療従事者をめざす学生が，あたたかな配慮や広きに届く眼差しに包まれているという感覚，包まれる体験が必要であると筆者は考えています。それは将来の医療行為における姿勢やスタンスをかたち作るための重要な基盤になるからです。

　教師の間に科目を越えたチームワークが構成されていると，学生は「包まれている」感覚をより確かに感じることができると思います[11]。教師間にチームワークのあることを認識できれば，それぞれの教師が担当している科目の間にも連関があると考えられるようになります。それは，どのような科目(一般教養科目でさえ)も自分の将来の職業生活にとって意味のあるものだと知ることにつながるはずです。このような科目間の相互関連性，ならびに自己の職業生活との関係性を認識することが，生涯にわたるアクティブ・ラーナーへのゆるぎない一歩となります。また，教師間のチームワークは，職業現場で協同作業を実践する将来の自分へと映ぜられるものにもなります。現在の自己と将来の自己，それが自らの学ぶすべての科目，その科目を担当するすべての教師によって支えられている，包まれている，そのように感じられると，それは自らが取り組むグループワークに映ぜられ，取り組みがさらに実り豊かなものになるはずです。このことを実現するために，私たち教師がなすべきことは，学生と私たちの身近なところにあります。日々の実践を丁寧に見つめ直してみる，それがグループワークの達人への第一歩なのです。

127

註

1) インパクトシートについては，鈴木敏恵(2010)『看護師の実践力と課題解決力を実現する！―ポートフォリオとプロジェクト学習』，医学書院をご覧ください。

2) 富山大学教育・学生支援機構教育推進センター(2016)「全学FD2015講義型授業におけるアクティブラーニング〜授業公開及び受講学生も交えたFDの新モデル体験〜報告書」を参照。
http://www3.u-toyama.ac.jp/cei/pdf/fd2015_report.pdf(2018年3月28日閲覧)

3) 橋本勝氏が岡山大学在任中に，三重大学名誉教授である織田揮準氏の手法を手本に考案したもので，「各回の感想・疑問等を授業の最後5分間で最低50字程度(標準300字程度)記してもらう」のがルールなのだそうです。
・橋本勝(2017)『ライト・アクティブラーニングのすすめ』，ナカニシヤ出版

4) 橋本メソッドと三浦流の対比については以下の文献をご参照ください。
・三浦真琴(2013)「三浦流の学生と楽しむ大学教育」，清水亮，他［編］『学生と楽しむ大学教育―大学の学びを本物にするFDを求めて』：249-266，ナカニシヤ出版

5) このクラスには4名のLAを配置してある他，ボランティアで活動してくれるLAが複数名いるので，授業に関する情報を豊かに入手することができています。

6) 学期終了後の補講期間，土曜日の午後の時間帯を使って，他大学から講師を招き，筆者とのノンストップ・トークショーを目玉とした授業を開催しました。異なる曜限に開講されている同一科目の受講生が一堂に会するだけでなく卒業生も多数駆けつけてくれました。

7) このようなホームページを作成するのは骨の折れる作業ですが，事務職員らとの協働で行うと比較的速やかに進みます。このことについては2003年7月に開催された全国大学情報教育方法研究会発表会で「教養教育ならびに教職課程科目におけるWebページの活用と効果」として，さらに同年8月に開催された教育の情報化のための理事長学長等会議「ITを利用した学習支援システムへの取り組み」において「教職一体型の教材作成支援システム」として発表・報告しました。

8) 筆者の勤務校では，90分の授業15回分の内容や方法を含め，授業科目を学生(科目提案学生委員)が立案・企画する制度があります。これまで「プロフェッショナルのまなざし〜マナビをマナブ〜」「"みず"から育てる関大ブランド」「関大生の私にできること〜被災地(大槌町)に向き合う〜」「学内留学ノススメ」「恋する学問」など，全学を対象とした共通教育科目が開設されています。

9) 池口佳子，他(2018)「聖路加国際大学看護学部におけるLA(Learning Assistant)システムの創設」看護教育59(4)：302-306

10) スティーブン・R・コヴィー［著］，フランクリン・コヴィー・ジャパン［訳］(2013)『完訳 7つの習慣―人格主義の回復』，キングベアー出版

11) 三浦真琴(2011)「Solvitur ambulando：『包み込む養成』を実現するために」言語聴覚研究8(1)：31-37

索引

●数字

4 人編成　33
4×4 モデル　101
4 桁の数字カード　37
7つの原則, 優れた授業実践のための　7

●C

CSI（Communication Style Inventory）　41

●E

enabler　126

●F

Facebook　119
from teaching to learning　7

●G

gamification　33, 37

●I

IBL（inquiry-based learning）　24
ICN 看護師の倫理綱領　3

●L

LA（learning assistant）　9, 96, 126
―― が作成したリフレクションペーパー　119
life history　104
lifelong active learner　4, 18
LSI（Learning Style Inventory）　42

●O

OSCE　122

●P

PBL（problem-based learning）　23
PBL 型授業　23, 28

●S

schema　88
servant leadership　3, 28, 49
shared leadership　3, 37
student-centered PBL　24, 28

●T

teacher-centered PBL　24

●W

WHPA　3

World Café　93

●あ

アイスブレイク　50
相手の立場になって考える　61, 78
アインシュタインクイズ　67
アウトサイドイン　127
アクティブ・ラーナー　6
アクティブ・ラーニング　6, 8

●い

意思決定の方法　72
意思伝達の体験学習　64
イネーブラー　126
インサイドアウト　127
インパクトシート　98, 113

●お

オーディションの問題　63
教えから学びへ　7
教えない勇気　10, 127
おとぼけ新婚旅行　69

●か

学習スタイルのインベントリー　42
学習の類型と知識獲得のスタイルの関係　24
学習パラダイム　7
学習モデル　16, 25, 63
学生と教師の意思疎通　112
学生と教師の情報共有　112
学生と作成するルーブリック　101
学生の知的好奇心　21
学生発案型の授業　124
学問モデル　16, 25, 28, 124
観察眼　118
観察力　122

●き

客観的臨床能力試験　122
教育パラダイム　7
―― から学習パラダイムへの転換　8
教科書　5
共感的態度に基づいた看護の実践能力　42
教師間のチームワーク　127
教師のミッション　5, 7
教師の役割　11, 24
競争的学習　16, 25

協調性　12, 106
協調的学習　25
協同学習　25
協同的な学習　12, 25
共有型リーダーシップ　3, 37
記録力　118

●く

クラスルーブリック　102
グラフィック・ファシリテーション　44, 66
クリティカル・コミュニケーション　3
クリティカルシンキング　28, 82
グルーピング（グループ編成）　29, 48
――, 図形を活用した　39
――, 四字熟語を使った　38
グループにおける意思決定　74
グループのメンバー構成　29
グループルーブリック　102, 112
グループワーク　3, 4
―― 中心の授業スケジュール　28
―― の経験　27
―― の中間報告　96
―― の目標　3
クロスロードゲーム　72
―― の意義　74
―― の留意点　74

●け

傾聴　55, 73
ゲーミフィケーション　33, 37
月面で遭難したとき, どうするか　74

●こ

合意形成の効果に関する表　74
合意形成を体験できるゲーム　74
後楽体験　48
5 人編成　34
コミュニケーション　55
コミュニケーションゲーム　64
コミュニケーションスタイルのインベントリー　41
コミュニケーション（能）力　2, 42

●さ

サーバント・リーダーシップ　3, 28, 49
最適解のない問いを解く体験　59

129

●し

思考のフレームワーク　18
自己肯定感　109
自己主導的な学習　12
自己紹介　50
自分史　104
　── をテーマとする授業　106
シャトルカード　117
授業改善用ルーブリック　100
授業記録　118
省察的な学習　12
省察的な学習者の姿勢　104
情報の要不要の判断　69
情報を可視化する方法　66
職業的自我　5

●す

垂直思考　82
水平思考　82
スキーマ　88
優れた授業実践のための7つの原
　　則　7
優れた学び手　18
図形を活用したグルーピング　39
スモールワーク　78

●せ

成人教育者の役割　11
世界保健医療専門職同盟　3

●た

他己紹介　51
多面的に物事をとらえる　79
探求　81

●ち

チーム医療　3
チームワーク　12
知識獲得のスタイル　15
着眼点を発見するトレーニング
　　　　　　　　　　　　　　　85

中間報告　96
　── の評価用シート　97
　── 用ワークシート　97
中間目標点　97

●つ

通信誌　114
積み木型自己紹介　52

●と

問い　17
当事者意識　106

●に

認知差　53，73

●の

能動的な学習者　6

●は

パーソナルワーク　59
パラダイムシフト　8

●ふ

フリーライダー　93
振り返り　72
分析力　122
文脈　58
文脈の解釈　59

●へ

勉強モデル　16，25，63

●ほ

ホームページ　118
星取り表　66
ホスピタリティ　25，37，49，106

●ま

マイルストーン　97，101，112
マインド・マップ　44
学びの意義　7

●み

ミラーリング自己紹介　51

●め

メタ認知　12
目の前にない情報の存在に気づく
　　　　　　　　　　　　　　　80
メンバー構成の伝え方　33

●も

もどかしさ　54

●や

野球のポジション当てゲーム　64

●よ

四字熟語を使ったグルーピング
　　　　　　　　　　　　　　　38

●ら

ラーニング・アシスタント
　　　　　　　　　　9，96，126

●り

リフレクション　113
リフレクションペーパー　118
倫理的意思決定　3

●る

ルーブリック　99
　── の基本的なスタイル
　　　　　　　　　　　　　　　100

●ろ

ロールモデル　118，122，125

●わ

ワールド・カフェ　93